NOTICE

SUR LES

MESURES DE PRÉSERV~~ATION~~

PRISES A BATNA (ALGÉRIE)

PENDANT

LE CHOLÉRA DE 1867

ET SUR LEURS RÉSULTATS

PAR

E.-I. DUKERLEY,

MÉDECIN MAJOR DE 1re CLASSE,
CHEVALIER DE LA LÉGION D'HONNEUR,
OFFICIER D'ACADÉMIE,
MEMBRE DE PLUSIEURS SOCIÉTÉS SAVANTES.

AVEC UNE CARTE GRAVÉE INDICATIVE DU TERRITOIRE PRÉSERVÉ.

PARIS

ADRIEN DELAHAYE, LIBRAIRE-ÉDITEUR
PLACE DE L'ÉCOLE-DE-MÉDECINE

1868

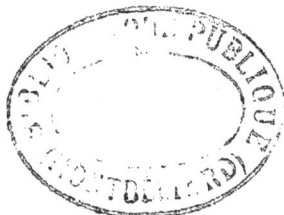

A. PARENT, imprimeur de la Faculté de Médecine, rue Me-le-Prince, 31.

NOTICE

SUR LES

MESURES DE PRÉSERVATION

PRISES A BATNA (ALGÉRIE)

PENDANT

LE CHOLÉRA DE 1867

ET SUR LEURS RÉSULTATS

I.

Exposé sommaire du sujet.

La plupart des auteurs qui se sont occupés des mesures préventives à opposer aux épidémies cholériques, s'accordent à regarder les cordons sanitaires et les quarantaines terrestres comme d'un établissement absolument impossible ou extrêmement difficile.

Cette proposition étant d'une incontestable vérité pour tous nos pays d'Europe, il en est résulté que les moyens de cette nature n'ont, pour ainsi dire, jamais été appliqués dans les États civilisés avec la méthode et la rigueur voulues pour faire juger du degré réel de leur utilité.

La question de leur efficacité est donc restée à peu près tout entière, et elle ne pouvait en effet être résolue, ou tout au moins notablement éclairée, que dans un pays où le peu de densité des populations, la rareté de leurs communications réciproques, le peu d'importance des intérêts à ménager, les moyens d'action à la disposition des autorités, etc., etc., permettraient de rendre un tel système d'isolement à la fois aussi efficace que possible pour la préservation publique, et aussi peu gênant que possible pour les transactions commerciales.

Ces conditions, aussi nécessaires que rares, ayant paru, au début de l'épidémie cholérique de 1867, se rencontrer dans la petite partie du cercle de Batna qui comprend la ville de ce nom et ses annexes, on a été conduit à instituer sur ce territoire tout un ensemble de mesures et de précautions, basées sur l'hypothèse de la transmissibilité (1) du choléra par les relations humaines, et ayant pour triple objet :

1° De restreindre le plus possible les communications du territoire à protéger avec les pays infectés ;

2° De n'y laisser arriver, là où des relations devaient être conservées, que des personnes reconnues dégagées de toute influence épidémique ;

3° De rendre les exceptions et les infractions prévues et inévitables aux mesures précédentes aussi peu dangereuses que possible pour la santé publique.

C'est à l'exposé des circonstances diverses et surtout des résultats de cette expérimentation, sur un territoire d'environ 800 kilomètres carrés et peuplé d'environ 10,000 habitants que nous voulons consacrer cette notice.

Nous nous bornerons le plus souvent à la narration des faits eux-mêmes ; nous demandons seulement qu'on veuille bien nous pardonner les détails peut-être minutieux dans lesquels nous entrerons quelquefois. Mais nous avons pensé que pour permettre à toutes les opinions d'apprécier sainement un tel essai touchant une question aussi importante et qui divise encore tant d'esprits également éclairés et de bonne foi, il n'y avait

(1) Il va sans dire que pour nous, et contrairement à l'opinion de quelques écrivains, toute maladie *transmissible, importable,* est aussi et nécessairement une maladie *contagieuse,* soit que la transmission d'un individu à l'autre se fasse par inoculation, par contact ou par voie d'*infection* atmosphérique, etc.

Nous n'avons ici, et au commencement de notre travail, employé de préférence le terme de transmissibilité que comme comportant le sens le moins exposé à des restrictions arbitraires.

guère de données négligeables ; et nous avons tenu aussi à faire voir que cet essai avait été fait en parfaite connaissance de toutes ses difficultés, et qu'on s'était en conséquence efforcé de l'entourer de toutes les garanties propres à le faire réussir et à le rendre ainsi suffisamment démonstratif.

II.

Mesures adoptées pour préserver de l'épidémie cholérique la ville et le territoire de Batna.

SITUATION SANITAIRE DE BATNA AU MOMENT DE L'INVASION DE L'ÉPIDÉMIE.

Cette ville, chef-lieu de subdivision et de cercle dans la province de Constantine, forme avec ses annexes de Lambèse, de Fesdis et du *Village nègre*, une commune qui compte 2,133 âmes de population civile européenne, dont 1623 (1318 Français et 305 étrangers) appartiennent à la ville elle-même. La garnison, y compris le détachement de Lambèse, a été, pendant l'épidémie, d'un effectif moyen de 1,653 hommes.

Batna est situé à 120 kilomètres sud-ouest de Constantine par 35°,33' de latitude B. et 3°,5 de longitude E., à 1,100 mètres environ d'altitude (*Comptes-rendus de l'Académie des sciences*, rapport de M. Faye sur l'éclipse de soleil du 18 juillet 1860), sur un plateau bordé de part et d'autre par des montagnes boisées, et dont la largeur varie, dans les diverses parties de sa longueur, de 3 à 12 kilomètres. Sa direction moyenne va du sud-ouest au nord-est. Sa limite sud se rencontre à 10 kilomètres de Batna sur la route de Biskra, au point où se trouve à une altitude d'environ 1,200 mètres la crête de partage des eaux entre le Tell et le Sahara. Sa limite nord peut-être, au point de vue hydrographique, placée aux *deux lacs salés* sur la route de Constantine, à une altitude d'à peu près 725 mètres. Pour y arriver la plaine suit, à partir de Batna, une pente très-régulière en perdant ainsi 375 mètres de hauteur pour un développement de 28 à 30 kilomètres.

Un petit cours d'eau, l'Oued-Batna, occupe le fond de ce bassin. Il est le produit de toutes les eaux descendues des versants montagneux qui bordent la vallée. Il se perd au delà de Fesdis, vers le 104e kilomètre de la route de Constantine à Batna, et ses dernières traces disparaissent aux deux lacs, à la limite même du cercle et de la subdivision.

Le sol, sur les versants qui bordent le plateau, est en presque totalité constitué par des calcaires appartenant aux terrains crétacés (étages cénomanien et turonien d'Alcide d'Orbigny), et dans le fond de ce bassin par des calcaires d'eau douce, de formation beaucoup plus récente et mélangés de cailloux et d'argiles. Là il est recouvert d'une couche de terre végétale de 3 à 4 mètres de profondeur.

La température moyenne de l'année 1867 a été de 14°,41, celle du premier trimestre étant 8°,65, celle du deuxième 17°,26, celle du troisième 23°,46, celle du quatrième 8°,34. Ces chiffres donnent une idée exacte du climat de Batna, qui est, du reste, celui à peu près de tous les hauts plateaux de l'Algérie. Comme partout aussi en Algérie, l'année a été remarquablement sèche et n'a donné que 275mm d'eau. L'année 1866 n'en avait donné aussi que 331.

Pour ce qui est des mois de choléra en particulier, les températures moyennes ont été aussi très-peu différentes de celles de 1866. Nous allons les produire, ainsi que les maxima et les minima, pour donner une idée des variations diurnes de la température estivale, qui sont peut-être le trait le plus caractéristique du climat des hauts plateaux.

	TEMPÉRATURE MOYENNE.	MAXIMA.	MINIMA.
Juillet 1867	26°,53	Le 28. . . 36°,20	Du 7 au 8. 13°,20
Août —	23°,55	Le 1er. . . 35°,50	Du 30 au 31. 10°,40
Septemb. —	20°,32	Le 3. . . . 30°,50	Du 28 au 29. 5°,90
Octobre —	13°,47	Le 4. . . . 22°,60	Du 29 au 30. 3°,10

Le passage de la température estivale à la température automnale s'est fait brusquement du 25 au 26 septembre par un abaissement de 6°,20, dans la température minima, qui, de 13°,60, est descendue subitement à 7°,40. L'année dernière, ce passage s'était produit d'une manière analogue, quoique un peu moins marquée, mais une quinzaine plus tôt.

L'hygrométrie moyenne, mesurée au psychromètre d'August, a été, en juillet, 45°,45 ; en août, 47°,32 ; en septembre, 53°,60 ; en octobre, 66°,97.—Quantité d'eau tombée en juillet, 2^{mm},50 ; en août, 14^{mm},40 ; en septembre, 28^{mm},60 ; en octobre, 25^{mm},80.

Les vents ont soufflé, à neuf heures du matin :

En juillet, du N., trois fois ; du N.-O., deux fois ; de l'O., cinq fois ; du S.-O., dix fois ; du S., une fois ; du S.-E., six fois ; de l'E., une fois ; du N.-E., trois fois.

En août, du N., deux fois ; du N.-O., une fois ; de l'O., cinq fois ; du S.-O., onze fois ; du S., deux fois ; du S.-E., quatre fois ; de l'E., une fois ; du N.-E., cinq fois.

En septembre, du N.-O., deux fois ; de l'O., six fois ; du S.-O., douze fois ; du S.-E., cinq fois ; de l'E., deux fois ; du N.-E., trois fois.

En octobre, du N., deux fois ; de l'O., treize fois ; du S.-O., cinq fois ; du S.-E., cinq fois ; de l'E., trois fois ; du N.-E., trois fois.

Il résulte de ces remarques que, pendant toute la période, les vents dominants ont été ceux des aires de l'ouest, et en particulier le sud-ouest (*sirocco*) qui a soufflé avec une intensité au moins moyenne trente-huit fois.

La hauteur moyenne du baromètre, à neuf heures du matin, a été : en juillet, de 670^{mm},79 ; en août, de 671,5 ; en septembre, de 667,26 ; en octobre, 670,10. — Variation maxima d'un jour au jour suivant : en juillet, du 14, — 672,42, au 15, — 667,28 ; en août, du 16, — 668,65, au 17, — 571,54 ; en septembre, du 27,— 666,11, au 28,— 672,90 ; en octobre, du 6,— 668,64, au 7, — 674,04.

Hauteur minima pendant les quatre mois : le 26 septembre, 664,57 ; maxima, le 30, 674,32.

La ville occupe une superficie de 54 hectares. Les rues, dont les principales sont plantées d'arbres, sont larges de 15 à 20 mètres, et les maisons n'ont, en général, qu'un rez-de-chaussée et tout au plus un premier étage. Les conditions d'aération ne laissent donc, comme on le voit, rien à désirer.

Au 15 juillet, le nombre des malades présents à l'hôpital était de 45, savoir : 30 militaires, 15 civils européens et 2 civils indigènes. Les affections de ces malades, dont près de la moitié appartenait au service chirurgical, ne présentaient aucun caractère particulier, et celles des mois précédents n'avaient non plus rien offert de remarquable, sauf une petite épidémie de rougeole qui avait donné, pour les diverses catégories de la population, 27 entrées à l'hôpital.

En ville, la situation sanitaire se présentait sous le même aspect.

Il en résulte qu'au moment où l'épidémie était signalée dans la subdivision rien n'était de nature à faire présumer, à Batna, chez aucune classe d'habitants, la préexistence d'aucun germe ou d'aucune influence épidémique.

Ce n'est que postérieurement à l'établissement des cordons sanitaires et pendant le cours de l'épidémie de la province, que nous verrons se dessiner une constitution médicale sensiblement différente, laquelle, nous pouvons le dire par anticipation, n'a point nui à l'immunité dont la ville a joui par rapport au choléra.

QUARANTAINE D'EL-KSOUR (voir la carte, n° 1).

C'est le 14 juillet qu'arrivèrent à Batna les premières nouvelles annonçant l'existence du choléra dans la subdivision. On apprit qu'une épidémie sévissait depuis plusieurs jours déjà chez les Ouled-Amor, fraction du caïdat du Hodna.

Le 16, M. l'aide-major Dubois partit sur les lieux pour en reconnaître la nature. De son rapport il résulta que cette affection était bien le choléra asiatique, mélangé cependant d'un nombre notable de cas de fièvre pernicieuse. Dans les trois ournées des 19, 20 et 21 juillet que M. Dubois passa dans le pays infecté, il constata 85 décès, savoir : 65 cholériques et 20 produits par des accès pernicieux.

Mais, dans l'intervalle, arrivaient de Biskra des informations bien plus inquiétantes encore. Le 15 juillet, on signalait à l'état-major de la subdivision les premiers cas et les premiers décès cholériques qui venaient d'avoir lieu dans cette ville. L'épidémie y prenait rapidement des proportions croissantes, et le 18, outre 2 décès à l'ambulance, il y en avait 13 en ville et 51 dans les villages de l'oasis, mortalité qui allait devenir bien plus forte encore les jours suivants.

En présence d'une telle situation, il y avait lieu de craindre que le brusque afflux à Batna d'une partie plus ou moins importante de la population soit européenne, soit indigène de Biskra ne vînt y apporter des éléments de contamination cholérique. Il était donc urgent de prendre sur-le-champ des dispositions qui, sans interrompre d'une manière absolue les communications avec Biskra, et sans interdire à ses habitants l'émigration vers les lieux encore indemnes, ne leur permissent cependant d'aborder à Batna qu'après s'être purifiés de toute influence épidémique.

Ces mesures étaient alors à la fois opportunes et pas trop gênantes, puisque, d'une part, l'excellent état sanitaire de Batna y éloignait toute supposition de la préexistence d'aucun germe ni même d'aucune prédisposition cholérique, et que, de l'autre, le peu d'importance des relations commerciales, qui, dans cette saison surtout, relient les deux places, n'exposait leur application à léser sensiblement aucun intérêt sérieux.

En conséquence, M. le colonel Arnaudeau, commandant la subdivision, ordonna l'établissement d'une quarantaine de huit jours, reduite vers la fin à six, pour les voyageurs provenant de Biskra et des régions limitrophes, et choisit comme le point le plus convenable pour son installation les terrains avoisinant le caravansérail d'El-Ksour, éloigné de Batna d'environ 28 kilomètres et placé à côté d'un bon cours d'eau.

C'est le 19 juillet qu'elle fut établie, et dès le 20 elle recevait 1 voyageur, 9 le 21, 9 le 22, etc., etc. Les quarantenaires étaient logés sous des tentes largement espacées les unes des autres et pourvues de tous les objets de campement et de couchage nécessaires. Le poste de surveillance se composait de 18 cavaliers (chasseurs et spahis), commandés par un officier, et d'un petit détachement d'hommes du train des équipages. Le service médical était confié à M. Gonin, médecin aide-major au 3ᵉ spahis, assisté de deux infirmiers. L'ambulance, éloignée du lazaret proprement dit, était installée complétement le 25.

Nous allons donner un extrait du règlement sanitaire de la quarantaine, dont les dispositions ont servi de modèle à celles qui ont été observées dans les campements qui ont suivi l'évacuation de Biskra :

1° Mettre en rigoureuse surveillance tous les nouveaux arrivés en les isolant par une distance d'au moins 100 mètres des anciens occupants.

2° Désinfecter à mesure, en le trempant pendant une heure dans le chlorure de chaux (chlorure de chaux, 500 grammes, eau, 10 litres), tout le linge sale des nouveaux arrivants.

3° Tous les jours, et à plusieurs reprises, interroger rigoureusement l'état de santé des quarantenaires, surtout au point de vue de la diarrhée.

4° Creuser tous les jours dans chaque campement une nouvelle fosse pour y jeter toutes les déjections, en les désinfectant plusieurs fois dans la journée au sulfate de fer (sulfate de fer, 300 grammes pour 10 litres d'eau), et les recouvrir de terre chaque soir.

5° Isoler dans une ambulance séparée, en évitant surtout de la faire entrer dans le caravansérail, toute personne présentant des symptômes suspects.

6° Désinfecter sur-le-champ, par le chlorure de chaux, le sol qui a reçu les déjections de toute personne malade.

7° S'assurer rigoureusement, à la levée de chaque quarantaine, de l'état de santé des partants, afin de ne laisser venir à Batna que des personnes parfaitement saines, en retenant impitoyablement au lazaret tout ce qui présenterait le moindre symptôme suspect.

Pendant les deux mois qu'elle a été maintenue, la quarantaine a reçu 116 individus, savoir : de Biskra directement ou bien des détachements évacués 48 civils et 44 militaires ; d'El-Kantara 23 civils, dont la plupart étaient des émigrants de Biskra ; et enfin de Barika 1 militaire.

Sur ce nombre, 1 civil s'est évadé, 6 civils et 1 militaire sont retournés à Biskra, 3 civils sont retournés à El-Kantara, 2 civils sont partis directement pour Constantine (indigènes réclamés d'urgence par la justice comme témoins), 1 militaire a été retenu à la quarantaine pour y faire le service, 10 militaires ont été évacués sur le 2e camp du 3e bataillon d'Afrique, 54 civils et 32 militaires ont été reçus à Batna, et enfin 5 civils et 1 militaire sont décédés.

Ces décès sont les suivants.

1° Le 24 juillet. — Mlle Segnant, partie de Biskra le 19. — Arrivée à El-Ksour le 21. — Déjà malade à son arrivée.

2° Le 25 juillet. — Mlle Mathieu, enfant de 11 mois. — Partie de Biskra et arrivée à El-Ksour ledit jour. — Déjà malade à son arrivée.

3° Le 1er août. — Mme Debats, partie d'El-Kantara le 30 juillet. — Arrivée au Ksour le même jour. — Prise du choléra au Ksour le 30 juillet.

4° Le 2 août. — M. l'abbé Burget, parti de Biskra le 31 juillet. — Arrivé au Ksour le 1er août. — Déjà atteint du choléra à son arrivée.

5° Le 2 août. — Mme Parizel, partie d'El-Kantara le 30 juillet. — Arrivée au Ksour le même jour. — Atteinte du choléra le 1er août.

6° Le 15 août. — Clamer, conducteur du train des équipages, ayant accompagné l'évacuation de Biskra du 3e bataillon d'Afrique. — Tombé malade le 7 août aux Tamarins, d'où il fut évacué le même jour sur la quarantaine.

Il n'y a eu parmi les quarantenaires d'autres cas de choléra que les précédents, tous mortels. Mais il y a eu un autre cas, suivi de mort également, chez l'un des hommes du détachement du train, employé au service de la quarantaine. Le 30 juillet a eu lieu le décès de Barbier, soldat du train, ayant fait le service des transports sur le camp de N'za-ben-Messaï où se trouvait alors l'escadron de chasseurs évacué de Biskra. On ne sait au juste, si malgré les ordres donnés et les dispositions prises en conséquence (dépôt des objets transportés à trois ou quatre cents mètres du camp où les troupes venaient les prendre, etc.) il avait communiqué avec eux. Tombé malade en route à son retour, il était entré à l'ambulance de la quarantaine le 29. Il est à peine besoin d'ajouter que le détachement dont il faisait partie a été retenu au Ksour jusqu'à la levée de la quarantaine.

En défalquant des 86 quarantenaires entrés à Batna, les 23 fonctionnaires et les convalescents de l'ambulance de Biskra qui avaient quitté cette ville depuis quelque temps déjà et dont la quarantaine au Ksour du 25 au 31 août a été pour ainsi dire superflue, on trouve que les 63 restants ont passé au lazaret 461 journées, ce qui donne pour durée moyenne de leur présence 7,32 jours. La durée de séjour maxima, subie par 8 d'entre eux, a été de 10 jours. Les durées minima et qui n'ont eu lieu que dans la dernière semaine de l'existence de la quarantaine, et dans un ou deux autres cas exceptionnels, ont été pour 7 voyageurs de 4 jours, et pour 3 (les derniers quarantenaires) de 2 jours.

Le nombre le plus grand des quarantenaires présents a été de 34 du 1er au 2 août. A partir du 1er septembre le maximum n'a plus été que de 4, et il y a eu même des jours où il ne se trouvait plus personne au lazaret.

Le 18 septembre, la quarantaine d'El-Ksour fut levée. A cette date, l'épidémie avait complétement cessé à Biskra dans la population européenne et était en forte décroissance parmi les populations indigènes, à l'égard desquelles on conserva, comme nous le verrons tout à l'heure, pendant assez longtemps encore, le deuxième poste de surveillance établi à El-Ksour. C'est le 23 septembre que la diligence de Biskra revint directement à Batna pour la première fois.

LAZARETS INDIGÈNES.

Lazaret des Tamarins (voir la carte, n° 2). — Nous passons maintenant à l'exposé des mesures prises spécialement à l'égard des Arabes, en commençant par le récit des incidents qui en précédèrent et en motivèrent l'institution.

Trois hommes des Ouled-sidi-Yahia-ben-Zekri, deux des Ouled-Zian, et trois des Ouled-Addi, établis les uns aux environs immédiats de Batna, et par conséquent en territoire civil, les autres sur différents points du caïdat de Batna, s'étaient rendus ensemble à Biskra au moment où l'épidémie venait d'y éclater, pour y exécuter un transport. Leurs affaires faites, ils en repartirent aussitôt. Deux des Ouled-sidi-Yahia furent frappés en route et moururent sous leur tente établie aux environs du Ksour. Le troisième, Ali-ben-Djeraba, dont la tente était établie près de l'endroit nommé *Fontaine de l'hôpital*, c'est-à-dire à environ 3 kilomètres de Batna et près de la route de Constantine, revint aussi chez lui malade, mais se rétablit plus tard.

Un des Ouled-Zian, berger du sus-nommmé Ali-ben-Djeraba, et dont la tente se trouvait à côté de la sienne, fut frappé aussi dès son retour à sa demeure et mourut le lendemain, c'est-à-dire le 23 juillet. — Quant au deuxième individu de cette tribu, nous le retrouverons bientôt dans la suite de ce récit.

Sur les trois hommes des Ouled-Addi, un, le nommé Ali-ben-Ammor, tomba également malade du choléra en arrivant chez lui et mourut le lendemain, c'est-à-dire encore le 23 juillet, dans sa tente établie près du magasin à fourrages, à côté de la route de Lambèse, non loin du *Village nègre* et à moins d'un kilomètre de Batna. — Le deuxième, frère du précédent, Taïeb-ben-Ammor, revint malade aussi, mais se rétablit définitivement un peu plus tard. — Le troisième de cette fraction, Ali-ben-Bacha, dont la tente était établie à Seggana sur la route de Batna à Barika, fut frappé aussi et mourut peu après en rentrant chez lui.

Les décès d'Ali-ben-Ammor et du berger d'Ali-ben-Djeraba, ainsi que la présence de deux autres cholériques dans des campements arabes très-rapprochés de Batna, furent connus des autorités dans cette même journée du 23 juillet. On comprit aussitôt le danger que, dans l'hypothèse de la transmissibilité du choléra par les relations humaines, la répétition d'arrivages du même genre pouvait faire courir à Batna et à ses annexes ; et on reconnut aussi l'insuffisance du poste quarantenaire du Ksour pour empêcher l'abord à Batna, des voyageurs arabes venant des pays infectés. Des mesures plus étendues, et auxquelles d'ailleurs on avait déjà pensé, furent donc jugées immédiatement nécessaires et résolues immédiatement aussi.

La première de toutes était, outre l'éloignement de tous les campements indigènes des environs les plus rapprochés de Batna, le transport, dans un lazaret établi en dehors des territoires civils, des douars qui avaient reçu des gens malades ou suspects. — En conséquence, le lendemain 24 au matin, le bureau arabe, après s'être concerté avec M. le commissaire civil, fit enlever les deux douars où étaient morts les deux cholériques.

Celui d'Ali-ben-Djeraba (*Fontaine de l'hôpital*) se composait de trois tentes : la sienne et les deux d'Ouled-Zian, ses bergers, dans l'une desquelles venait de mourir l'un d'eux à son retour de Biskra.

Le douar de Taïeb-ben-Ammor (*magasin à fourrages*) se composait également de trois tentes, la sienne, où se trouvait aussi son frère Mohamed, et celles de ses deux autres frères Belkassem et Abdallah.

Dès que ces tentes eurent été enlevées, on désinfecta avec le sulfate de fer et le chlorure de chaux, les emplacements des deux douars, et les effets des cholériques décédés furent brûlés.

Ces six tentes furent dirigées sur le point choisi pour l'emplacement du lazaret et situé sur la rive droite de l'Oued-El-Ksour, à une bonne distance de la route de Biskra et du caravansérail des Tamarins. Elles étaient conduites par un spahis du bureau arabe de Batna qui devait également continuer à les surveiller pendant tout le temps de l'existence du lazaret.

Comme il importait d'éloigner des environs de la quarantaine tout élément de contamination cholérique, elles ramassèrent à leur passage au Ksour la tente où étaient morts les deux hommes des Ouled-sidi-Yahia à leur retour de Biskra. Plus loin, sur la route, elles furent rejointes par celle du nommé Ali-ben-Bacha de Seggana. Le lazaret comprit donc ainsi dès son début huit tentes.

En arrivant à Téniet-el-Youdhi, entre le Ksour et les Tamarins, un des Ouled-Zian du douar d'Ali-ben-Djeraba et le deuxième de ceux qui étaient allés à Biskra, fut frappé d'une attaque de choléra foudroyante et mourut en peu d'heures.

Les tentes une fois installées au lazaret, il mourut les jours suivants :

1° Dans la tente d'Ali-ben-Djeraba, une femme.

2° Dans les tentes des Ouled-Zian, sur cinq habitants qui les occupaient, une femme, une jeune fille et un enfant. En comptant par conséquent les deux bergers déjà décédés, il est mort dans ces deux tentes cinq personnes sur sept.

Point d'autres décès dans les autres tentes qui composaient primitivement le lazaret.

Au moment où ces tentes étaient évacuées des environs de Batna sur le lazaret des Tamarins, toutes les populations de la contrée intermédiaire étaient encore indemnes. — Mais quelques jours après, aux huit tentes désignées ci-dessus, furent réunies deux autres tentes appartenant à des Ahel-Defar, des Lakhdar-el-Halfaouïa, qui s'étaient rendus dans l'oasis d'El-Kantara, où régnait alors l'épidémie. Ces deux individus moururent peu après leur rentrée chez eux ; c'étaient les premiers cas de choléra signalés parmi les Lakhdar. — Il mourut au lazaret dans ces tentes une femme. Une jeune fille et une autre femme y tombèrent malades, mais se rétablirent en faisant usage de laudanum qui avait été envoyé par le bureau arabe, au spahis surveillant, avec quelques autres médicaments et des désinfectants.

Le nombre des décès au lazaret des Tamarins se borne donc à 5. — Le choléra néanmoins éclata vers cette époque dans le village de Tilatou, situé à 3 ou 4 kilomètres du lazaret et où il mourut 6 personnes sur une population d'une centaine d'habitants. Mais le lazaret, soigneusement surveillé, se garda de toute communication avec les gens de ce village, de sorte qu'il n'en reçut aucune atteinte épidémique. Vers le 15 août même, la santé de tous les occupants s'étant maintenue bonne depuis le commencement du mois, le lazaret fut levé, et les tentes, sous la conduite du spahis surveillant, replacées près de leurs anciens campements, où, à partir de ce moment jusqu'à la fin de l'épidémie, elles ne présentèrent rien de suspect.

Pour ne rien omettre de ce qui se rapporte à ce lazaret, nous ajouterons en terminant qu'un des convoyeurs qui avaient été employés au transport des tentes évacuées, fut atteint du choléra peu après sa rentrée dans son douar appartenant à la section dite des Mherabaïa de la tribu des Harakta-el-Madher et mourut rapidement. Ce douar, indemne jusque-là, assure le caïd de Batna, fut infecté à partir de ce moment et il en fut de même ensuite des campements voisins.

Lazaret d'El-Guergour (voir la carte, n° 3) *et autres dans le caïdat des Ouled-bou-Aoun.* — Pendant que les mesures précédentes s'exécutaient dans le caïdat de Batna, des dispositions semblables et précédées de circonstances analogues aussi, étaient ordonnées et accomplies dans un autre caïdat limitrophe également du territoire qu'on voulait protéger, le caïdat des Ouled-bou-Aoun.

(1) Au moment où éclatait le choléra à Biskra s'y trouvaient

(1) Pour ne pas allonger cette notice, et surtout pour ne pas mélanger d'autres questions au sujet limité et tout pratique que nous nous étions imposé, nous avons mis de côté les faits, nombreux cependant, *d'importation cholérique* qui nous ont été attestés pendant les recherches auxquelles nous venons de nous livrer sur la dernière épidémie dans le cercle de Batna. Toutefois nous avons dû faire exception pour quelques-uns de ceux qui se rattachent à des mesures de préservation, la création du lazaret d'El-Guergour, par exemple. Nous donnerons donc ici les assertions extraites du rapport détaillé du caïd des Ouled-bou-Aoun sur l'origine de l'épidémie dans son commandement, et plus particulièrement dans les premières fractions cholérisées, les Haouara et les Ouled-sidi-Abderrhaman. Mais, à cause de la difficulté d'un contrôle efficace, nous n'en garantissons pas l'exactitude au même degré que pour les faits rapportés jusqu'ici et pour tous ceux qui concernent directement le territoire protégé, ou bien, dans d'autres localités, se sont passés sous les yeux d'autorités françaises. — Et pour la même raison, nous faisons la même réserve à l'égard des autres attestations du même genre et de sources semblables, bien qu'en général, et dans ce qu'elles ont d'essentiel, nous les tenions pour sincères et plausibles.

cinq hommes des Ouled-bou-Aoun (fraction des Haouara), marchands de moutons, qui y étaient arrivés trois jours avant l'explosion de l'épidémie. C'etaient les nommés Si-Brahim-ben-Mohamed, Messaoud-bel-Haouan, Hamida-ben-Si-Mohamed, Saïd-ben-Sultan et Sliman-bel-Hadj.

Les trois premiers furent atteints et moururent à Biskra et les deux autres en repartirent pour retourner chez eux. — Saïd-ben-Sultan fut pris du choléra en route au caravansérail des Tamarins. — Sliman-bel-Hadj le quitta là, et revenu seul dans sa fraction de tribu, prévint les parents de son compagnon de la position dans laquelle il l'avait laissé. Deux de ces derniers partirent sur-le-champ pour aller chercher le malade qu'ils trouvèrent encore vivant aux Tamarins et qu'ils transportèrent jusqu'au Ksour *où il n'existait point encore de quarantaine*, circonstance très-importante dans ce récit en ce qu'elle précise l'époque des faits en les plaçant à une date antérieure au 20 juillet, premier jour du fonctionnement de la quarantaine.

Là, quittant la route de Batma, ils passèrent par la montagne pour regagner leur douar, mais le malade des Tamarins mourut en route à une petite distance du Ksour, et un de ses conducteurs, le nommé Ammor-ben-Lakhdar, subit le même sort dans la même journée en un lieu nommé Aïn-el-Guemmel. Le deuxième parent, Salah-ben-Ahmed, se détourna alors de sa route pour se rendre dans un douar des Lakhdar qui se trouvait aux environs, mais, déjà atteint par le choléra, il mourut avant d'y arriver.

Revenons maintenant à Sliman-bel-Hadj, de retour de Biskra aux Haouara, et qui tomba malade dans sa tente peu après son arrivée.

A l'époque de cette rentrée, des ordres venaient d'arriver du bureau arabe de Batna, prescrivant de placer dans un lazaret à établir à El-Guergour, toutes les tentes des fractions avoisinantes de la tribu des Ouled-bou-Aoun, qui auraient reçu des gens venant des pays infectés.

En conséquence, cette mesure fut prise le lendemain, à l'égard de la tente de Sliman-bel-Hadj, habitée par lui et sa famille. Le jour suivant, cette tente fut rejointe au lazaret par trois autres venues des Ouled-sidi-Abderrhaman, autre fraction des Ouled-bou-Aoun, où nous allons faire connaître également les circonstances originaires de l'épidémie.

Trois hommes de cette fraction, les nommés Mohamed-ben-Si-Brahim, Ali-ben-Maklouf et Saadi-el-Hadri étaient dans le commencement de juillet partis de Batna pour Biskra avec leurs mulets pour faire des transports au compte de divers colons. Ils avaient quitté Biskra un peu avant le commencement de l'épidémie dont ils n'apprirent l'invasion qu'à leur arrivée au caravansérail d'El-Ksour. De là ils se rendirent dans leur fraction de tribu. Cinq jours après, les deux premiers tombèrent malades du choléra ; immédiatement ils étaient transportés au Guergour avec leurs tentes et une troisième, voisine de celle de Mohamed-ben-Si-Brahim, et dans laquelle on venait aussi de signaler un malade.

Dans les jours qui suivirent, on envoya au lazaret onze autres tentes de cette même fraction, dont plusieurs habitées par des proches parents de Mohamed-ben-Si-Brahim, plus trois tentes de la fraction voisine, les Halimia, qui, au dire du caïd des Ouled-bou-Aoun, avait été infectée par des communications récentes avec le douar de cet homme.

A partir de ce moment, l'épidémie s'étant généralisée dans ces trois fractions des Ouled-bou-Aoun, et pour ne pas donner trop d'accroissement au lazaret du Guergour, on cessa d'y envoyer de nouvelles tentes.

Quoi qu'il en soit, les diverses tentes étaient groupées au lazaret par fractions de tribu. Une mortalité assez grande se déclara presque aussitôt dans celles des Ouled-sidi-Abderrhaman et des Halimia. Mohamed-ben-Si-Brahim entre autres mourut peu après son arrivée au lazaret ainsi que sa femme et son fils, seuls habitants de sa tente avec lui. Son compagnon de Biskra, Ali-ben-Maklouf mourut aussi ainsi que sa femme. Dans la troisième tente, de celles primitivement envoyées au lazaret, il y eut trois morts sur sept individus, et plusieurs des autres tentes des parents et voisins de Mohamed-ben-Si-Brahim, perdirent également plusieurs de leurs habitants. Trois ou quatre cependant de ces tentes, bien que campant à côté de celles-là, n'ont point été atteintes.

Quant à la tente de l'homme des Haouara, Sliman-bel-Hadj, naturellement isolée de toutes les autres, puisqu'elle étaitseule de sa fraction, ce n'est que dix ou douze jours après, que sur sept individus qui l'habitaient, il en mourut trois, savoir : la femme et deux des filles de Sliman-bel-Hadj, qui lui-même guérit. Le douar des Haouara, dont cette tente faisait partie et où Sliman-bel-Hadj avait séjourné, avait été mis en quarantaine immédiatement ; l'épidémie s'y déclarait néanmoins quelques jours après et y continuait par la suite, aussi bien qu'aux Ouled-sidi-Abderrhaman.

D'après le rapport détaillé du caïd, produit à la suite d'une enquête qui a compris toutes les fractions de son commandement, il paraît établi qu'à l'époque de la rentrée des convoyeurs de Biskra aux Haouara et aux Ouled-sidi-Abderrhaman, il n'y avait point encore de choléra dans aucune partie du caïdat des Ouled-bou-Aoun. — Des détails donnés aussi sur la marche de l'épidémie dans ce caïdat il semble résulter que celle-ci a eu pour point de départ les deux foyers simultanément établis dans ces deux fractions, d'où par des communications successives et expressément signalées, elle se serait étendue de proche en proche aux autres populations du caïdat.

Nous ignorons le chiffre exact de la mortalité totale qui régna dans les dix-huit tentes du lazaret d'El-Guergour, les décès ayant été comptés au titre des diverses fractions auxquelles appartenaient les cholériques décédés.

Quoi qu'il en soit, vers la fin d'août, époque de diminution très-marquée de l'épidémie chez les Ouled-bou-Aoun, le lazaret n'ayant plus de malades fut levé, et c'est près de là, comme nous le verrons, que vint camper en quarantaine un atelier de condamnés venant des environs de Sétif.

Pendant la durée de son maintien, d'autres lazarets, moins considérables et temporaires également (huit jours en général), furent établis, à mesure des besoins, sur divers points du caïdat, pour recevoir les *nezla* (réunions de cinq ou six tentes), sur lesquelles était mort un cholérique, et aussi divers douars où avaient été reçus des gens venant des pays cholérisés. Ces lazarets étaient installés sur des points renommés par leur salubrité et à portée de bonnes sources. Le principal d'entre eux fut celui d'El-Hassi, qui reçut des malades de la fraction des Ouled-Mehenna.

DOUBLE CORDON SANITAIRE AUTOUR DE BATNA ET DE SES ANNEXES.

Si l'établissement des lazarets indigènes, en isolant un certain nombre de familles cholérisées ou suspectes des deux caïdats les plus voisins de Batna, diminuait dans une certaine mesure les chances d'infection de ces tribus elles-mêmes, et par suite celles de l'abord à Batna des gens susceptibles d'y apporter la maladie, d'autres mesures plus radicales encore restaient à prendre pour restreindre le plus possible les communications de Batna et de ses annexes avec les pays infectés, et, en prévision du passage prochain des nomades revenant du Tell dans le Sahara, en éloigner tout particulièrement les indigènes voyageant en grandes troupes.

C'est à quoi il fut pourvu, dès le 24 juillet, par la création de dix-sept nouveaux postes de surveillance composés de spahis et de cavaliers indigènes, et disposés autour de Batna en deux lignes courbes fermées, à peu près tangentes l'une à l'autre en un point situé au sud-est de Lambèse.

Voici les emplacements des principaux de ces postes :

1re *ligne* (ligne extérieure, la plus éloignée de Batna).

1° *El-Ksour.* — A côté du poste de la quarantaine, un autre poste destiné plus spécialement à interdire sur le territoire protégé les passages de nomades et ceux des caravanes venant du Sud, et surveillant aussi immédiatement les Lakhdar, etc.

2° *Oued-Chabah.* — 3° *Aïn-Chellala.* — 4° *Djerma.* — Ces trois postes installés dans les défilés conduisant des Ouled-bou-Aoun, dans le territoire de Batna, et ainsi plus spécialement dirigés contre les provenances de ce caïdat, et en général contre celles de toutes les tribus de l'Ouest (Hodna, Ouled-Sultan, etc.).

5° *Oum-el-Asnam.* — 6° *El-Madher.* — Ces deux derniers de part et d'autre de la route de Constantine, et arrêtant tous les arrivages indigènes, principalement les caravanes de nomades venant des diverses parties du Tell.

7° *Aïn-el-Hassafeur.* — Sur la route de Khenchla, arrêtant les provenances des tribus de l'Est.

8° *N'za-Sdirah* (vulgairement les trois pierres). — Sur la route dite de l'Oued-Taga. —9 ° *Tafrent.* — Sur une crête de l'Aurès aux Ouled-Fedalah. — Ces deux derniers ayant pour objectif principal les provenances des tribus de l'Aurès et protégeant ainsi plus spécialement Lambèse.

Plusieurs de ces postes étaient reliés entre eux par d'autres moins importants que nous ne nommons pas, mais qui sont marqués sur la carte jointe à cette notice.

2° *ligne* (ligne intérieure, la plus rapprochée de Batna).

Cette deuxième ligne avait pour objet d'arrêter et de faire rétrograder tous les voyageurs qui auraient réussi à franchir la première, en passant entre deux postes, genre de service qu'elle a rendu en deux ou trois circonstances.

Elle se composait des cinq postes suivants :

1° *El-Biar.* — Sur la route de Batna à Biskra, doublant les deux postes d'El-Ksour.

2° *Le Ravin bleu.* — Aux Ouled-Chilih, doublant les postes qui observaient les Ouled-bou-Aoun.

3° *Aïn-Fesdis, ferme Moreau.* — Doublant les postes de la route de Constantine.

4° *Aïn-el-Hassafeur.* — Doublant le poste de première ligne de ce nom et surveillant la même direction.

5° *Tizerouïn.* — Doublant les postes surveillant les Aurès.

A N'za-Sdirah les deux cordons sanitaires étaient pour ainsi dire tangents l'un à l'autre, la deuxième ligne n'ayant pu, dans cette direction, être rapprochée davantage de Batna pour ne pas interrompre les communications journalières avec Lambèse, et la première ligne n'ayant pas dû être portée plus loin

à cause de la configuration particulière de ce pays montagneux, tout couvert de forêts et à peu près non habité. Dans
cette direction la première ligne était au reste suppléée par les
postes établis sur les crêtes par les tribus limitrophes elles-
mêmes, savoir : les Beni-Maafa et les Ouled-Fedalah.

Le premier des dix-huit postes qui fut levé fut, comme nous
l'avons déjà vu, celui de la quarantaine de Biskra, le 18 septembre. — Le deuxième, — le 25 septembre, — fut celui d'Aïn
Chellala pour les Ouled-bou-Aoun. — Les autres le furent successivement à mesure que l'on en reconnut la convenance (1).

Les derniers postes levés furent : vers le milieu d'octobre,
ceux du Ksour, d'Oum-el-Asnam, et d'Aïn-el-Hassafeur, maintenus jusque-là pour empêcher d'un côté le passage, près de
Batna, des caravanes de nomades retournant du Tell dans le
Sahara, et de l'autre celui des caravanes venant des oasis du
Sud; et enfin, vers le 20 novembre, le poste de N'za-Sdirah,
dont le maintien tardif avait été motivé par la persistance du
choléra dans certains villages de l'Aurès, dépendants du caïdat
de l'Oued-Abdi.

Cependant, à partir de la fin de septembre, pour ne pas priver
plus longtemps les habitants de Batna des raisins et autres produits de l'Aurès, on délivrait, pour venir au marché, des laissez-
passer individuels à quelques gens des villages reconnus absolument indemnes.

Le marché arabe avait été suspendu de fait pendant plusieurs
semaines, où les provisions maraîchères étaient exclusivement
apportées de Constantine. A sa reprise même il s'est tenu en
dehors de la ville; il était alors alimenté seulement par les
champs et les jardins du territoire compris à l'intérieur des cordons sanitaires.

On voit par là que, pendant près de deux mois, Batna et ses
annexes ont été investis de tous côtés par dix-huit postes de

(1) A la fin de septembre, l'épidémie était presque complétement
éteinte dans les caïdats les plus rapprochés de Batna, et, du 20 au
30 octobre, elle avait disparu de tout le cercle, à l'exception du
caïdat de l'Oued-Abdi.

surveillance interdisant toutes communications avec les contrées infectées. — La seule communication qui, pour des motifs d'intérèt majeur, dut rester constamment et complétement libre, fut celle avec Constantine, par la diligence et le roulage européen ; mais nous pouvons assurer personnellement qu'*aucun cholérique n'est arrivé à Batna par cette voie*, ce qui s'explique très-bien quand on sait, d'une part, que les Arabes usent assez peu des voitures publiques, et de l'autre que les Arabes presque seuls alimentaient l'épidémie qui régnait alors à Constantine.

Nous avons à peine besoin d'ajouter que les convois militaires hebdomadaires avaient tout d'abord, et dès le début de l'épidémie, été suspendus entre Constantine et Batna.

Celui qui inaugura leur rétablissement, composé de 148 hommes de toutes armes, arriva à Batna le 19 septembre au moment où toute épidémie avait déjà cessé sur cette route ; et pour surcroît de précautions, bien qu'il ne présentât aucun malade suspect, campa pendant huit jours avant d'entrer en caserne. — Pendant quelque temps encore, les convois de ce genre n'eurent lieu que tous les quinze jours.

AUTRES MESURES ORDONNÉES EN PAYS ARABE.

Pendant tout le temps que ce système d'isolement fut en fonction, et même au delà, des mesures analogues furent ordonnées dans les tribus arabes limitrophes du territoire protégé. D'après les résultats annoncés, et dont nous aurons l'occasion de faire connaître quelques-uns, elles paraissent avoir été surtout bien exécutées dans diverses parties des caïdats de Batna, des Ouled-bou-Aoun, de l'Oued-Abdi et des Achèches. De véritables cordons sanitaires constitués par des gardiens installés sur les routes naturelles, dans les défilés et sur les crêtes découvertes, furent établis par certaines tribus elles-mêmes, pour en interdire l'accès aux gens qui venaient des pays infectés.

Les douars avaient reçu en outre, du bureau arabe, l'ordre formel de ne recevoir personne venant de ces contrées. Les in-

digènes devaient aussi s'abstenir de tout voyage, et plus particulièrement éviter les grandes agglomérations. Il résulta de la
mise à exécution de ces dispositions que la plupart des marchés
furent pendant les premières semaines de l'épidémie supprimés
de fait.

A Batna, l'*hakouma* (séance judiciaire) du bureau arabe
avait été suspendue jusqu'à nouvel ordre. En en mot, on évitait
toutes les occasions qui pouvaient appeler et faire séjourner à
Batna les indigènes, même ceux placés à l'intérieur des cordons
sanitaires.

D'autres recommandations avaient été aussi faites quant aux
mesures de désinfection, et d'après les renseignements en notre
possession, elles paraissent surtout avoir été exécutées avec quelque soin dans plusieurs fractions du caïdat des Ouled-bou-Aoun,
et plus particulièrement au lazaret d'El-Guergour. Là, quand
un individu mourait du choléra, ses effets et souvent même son
gourbi (cabane en feuillage) étaient immédiatement brûlés, et
on allumait de grands feux sur les places où les déjections
avaient été reçues et que dans certaines fractions même, celle
des Ouled-Mohamed-ben-Ferroudj par exemple, on avait soin
d'enterrer. Le douar décampait immédiatement et l'emplacement qu'il avait occupé, et surtout celui de la tente du décédé,
étaient également purifiés par de grands feux promenés sur le sol.

Les inhumations, chose cependant difficile à obtenir des
Arabes, se faisaient plus profondément que d'habitude. Si on
avait de la chaux, on en jetait sur les cadavres; sinon on les
recouvrait d'une forte couche d'argile sur laquelle on jetait un
grand amas de terre ordinaire. Les transports des cadavres dans
des cimetières éloignés du lieu de décès étaient formellement
interdits.

Le médecin en chef de l'hôpital de Batna avait enfin fourni
au bureau arabe les matériaux d'une petite instruction qui fut
rédigée en arabe, imprimée et répandue dans les tribus et qui
était relative aux précautions hygièniques et aux moyens cura-
tifs les plus à la portée des indigènes et spécialement des caïds,
cheikhs, etc.

MESURES PRISES A BATNA.

Ce sont, comme nous l'avons vu, les bonnes conditions de toute nature, dont nous avons signalé l'existence à Batna au commencement de l'épidémie, qui ont encouragé l'autorité supérieure à instituer les diverses mesures d'isolement que nous avons exposées. Mais, comme d'avance on ne pouvait répondre ni de leur parfaite exécution, ni même, dans l'état d'incertitude de la science, de leur suffisante efficacité, il était urgent de se préoccuper de l'éventualité où l'épidémie viendrait à éclater spontanément à Batna, ou bien y serait apportée par les quelques infractions, dont sont inévitablement passibles les mesures d'isolement même les plus sévèrement exécutées.

On réunit donc le 24 juillet, à l'hôtel de la subdivision, la commission hygiénique de la place et de la commune, dans le but d'arrêter toutes les dispositions à prendre pour rendre ces infractions aussi peu nuisibles que possible, et dans tous les cas assurer dans les meilleures conditions de salubrité et de sécurité pour la ville le traitement des cholériques.

C'est à quoi la commission, après avoir ratifié de son suffrage les mesures déjà prises et recommandé les dispositions de détail propres à en faciliter le fonctionnement, pourvut aussitôt en décidant l'établissement, pour les cholériques éventuels, d'une ambulance sous double tente, dont elle désigna aussi elle-même l'emplacement.

(Voir la carte, n° 4.) Cette ambulance qui pouvait comprendre au besoin seize grandes tentes pour les malades militaires et civils européens, fut installée quelques jours après à 7 ou 800 mètres Est de la ville entre les portes de Lambèse et de Constantine, sur un large plateau très-sec et très-découvert. — Elle occupait, en comprenant tous ses aménagements et toutes ses dépendances de diverses natures, une superficie d'environ 4,000 mètres carrés. — Les tentes des malades étaient espacées l'une de l'autre de 4 à 5 mètres.

Une ambulance spéciale pour les indigènes fut établie à 100 mètres plus loin vers le nord.

Une prison arabe encombrée était située à proximité de l'hôpital, et pouvait, en cas d'épidémie, devenir pour celui-ci un dangereux foyer d'infection. Elle fut immédiatement évacuée, et quelques jours après démolie. La plupart même des prisonniers furent renvoyés dans leurs tribus.

Des instructions rédigées par le médecin en chef de l'hôpital furent enfin imprimées et répandues dans le public pour recommander aux habitants toutes les précautions hygiéniques à leur portée. — On y insistait surtout sur le traitement hâtif des cas de diarrhée et sur la nécessité de désinfecter sur-le-champ et avec soin les déjections et linges des malades ainsi que les fosses d'aisances, etc. — Inutile d'ajouter que des recommandations semblables étaient mises à exécution dans les établissements publics soit civils, soit militaires.

III.

Résultats des mesures précédentes.

Centres européens.

BATNA. — Toutes ces mesures, en ce qui concerne la garnison et la population civile, soit européenne soit indigène de Batna, ont obtenu un succès complet.

A partir de l'établissement des cordons sanitaires jusqu'à la levée de la quarantaine d'El-Ksour, il n'y a eu aucun cas de choléra parmi les habitants de Batna.

Mais, comme il avait été prévu, quelques gens atteints du choléra parvinrent jusqu'à Batna malgré la surveillance des postes sanitaires et furent, à d'assez longs intervalles, traités à l'ambulance, qui ne compta presque jamais qu'un malade à la fois.

Ces cas de choléra sont les suivants :

1° Le 3 août. — Ahmed-ben-Abdallah, venu à pied de Soukahras, sans domicile à Batna, ramassé place du Marché à dix heures du soir. — Décédé le 4.

2° Le 12 août. — Tourré (Victor), ouvrier cordonnier, venu à pied de Constantine, sans domicile à Batna, ramassé le matin en dehors de la porte de Sétif. — Décédé le même jour.

3° Le 14 août. — Zabrouk-ben-Ali, Sahari, venu à pied de Constantine, sans domicile à Batna, ramassé vers le soir en dehors de la porte de Constantine. — Décédé le 15.

4° Le 30 août. — Belkassem-ben-Ali, venu le 25 de la tribu des Beni-Mâafa, reçu à Batna chez son frère tenant l'établissement des bains maures, pris le 28 de diarrhée et le 29 au soir d'accidents cholériformes. — Visité le 30 par le médecin en chef et envoyé à l'ambulance. — Sorti guéri le 10 septembre.

5° Le 6 septembre. — Abdallah-ben-Mohamed, se disant venu du *Ravin bleu* le 5 septembre et tombé malade le même jour, sans domicile à Batna, ramassé dans les champs le 6 au matin. — Décédé le même jour. — Les recherches faites depuis ont établi que cet homme était complétement inconnu des populations campées aux environs du *Ravin bleu* et même dans toute la tribu des Ouled-Chilih. Aussi le caïd de Batna ne l'a-t-il point porté sur les états de décès de son commandement. Il règne donc une grande incertitude sur la provenance de ce cholérique que nous continuerons cependant, pour fixer les idées et nous tenir dans les données les moins favorables à nos conclusions, à attribuer aux Ouled-Chilih.

6° Le 11 septembre. — Merzoug-ben-Belkassem, des Ouled-Chilih, tribu placée entre le premier et le deuxième cordon sanitaire. — Arrivé à Batna le 7 septembre, reçu dans une maison près la porte de Constantine. — Visité le 11 par le médecin en chef, reconnu atteint d'accidents cholériques arrivés à la fin de la période algide, envoyé à l'ambulance. — Sorti guéri le 21 septembre.

7° Le 21 septembre. — Bouzid-ben-Bel-Kheir, venu de Chamorra dans les Achêches depuis trois jours, sans domicile à Batna, pris le 21 au matin de symptômes cholériques, ramassé le soir dans les champs aux environs du *Village nègre*. — Décédé le 22.

Il résulte de ce tableau, que pendant toute la période que nous venons de considérer, tous les cas de choléra observés à Batna ont été offerts par des étrangers, la plupart venus (cinq sur sept au moins), de pays situés complétement en dehors du territoire protégé, et dont deux au plus, les n°ˢ 5 et 6, venaient de localités situées entre les deux cordons sanitaires.

A la suite de la levée des premiers postes sanitaires et jusqu'à la fin de l'épidémie, la situation s'est maintenue essentiellement la même à Batna, *dont aucun habitant ne nous a présenté un cas de choléra avéré.*

Le 29 septembre cependant Kolher (Michel), soldat au 36ᵉ de ligne, employé à la subdivision, a été pris d'accidents cholériformes. — Entré à l'ambulance le 30, il en est sorti guéri le 5 octobre.

Il a été établi depuis, par les déclarations mêmes de ce militaire, que les accidents dont il a été atteint, et que nous avons dû alors, sur leur apparence et à cause du silence obstiné gardé par lui, attribuer à un cas de choléra, des plus légers à la vérité, ont immédiatement suivi l'ingestion de plusieurs coques de ricin, cueillies dans le jardin même de la subdivision, qu'il avait jugé à propos de s'administrer dans le but, trop surabondamment atteint, de se purger. — Il devient donc évident que ce cas ne peut plus être rattaché à l'épidémie.

Il en est de même probablement de celui présenté, le 10 octobre, par Victoire Laribe, petite fille d'une dizaine d'années, entrée à l'hôpital à la suite de l'empoisonnement accidentel par l'arsenic qu'elle avait subi, avec sa famille, le 13 septembre. L'apparence des premiers symptômes indiquait d'abord aussi un cas de choléra. Mais leur physionomie et leur marche subséquentes, jointes aux effets mêmes du traitement antipériodique et aux antécédents de la malade, nous ont porté, nous et nos collaborateurs, à reconnaître dans ce cas singulier plutôt une fièvre intermittente bilieuse algide, comme il s'en présente quelquefois en Algérie, surtout dans la saison d'automne. Cette affection dont, paraît-il, cette enfant avait déjà éprouvé d'autres atteintes, a pu être modifiée et aggravée par quelques lésions gastriques ou intestinales résultant de l'empoisonnement subi par elle quelques semaines auparavant. — Après quelques jours d'assez sérieux dangers, entrée en convalescence le 20 octobre et sortie de l'hôpital le 8 novembre.

Nous ne connaissons donc pour cette époque de cas pouvant se rattacher d'une manière à peu près certaine à l'épidémie que le suivant :

8° Le 6 octobre. — El-Kalfa-ben-El-Allouach, venu des Ouled-Chilih à la prison de Batna depuis quatre jours, entré le 6 octobre au soir à l'hôpital pour diarrhée et placé à la salle des consignés ; pris dans la nuit de quelques accidents cholériformes. — Cas extrêmement léger, presque insignifiant. — Sorti guéri le 11 octobre.

En raison de diverses considérations, cet homme ne fut point envoyé à l'ambulance, mais traité dans un cabinet bien séparé des salles de malades, et il en fut de même, en raison de son sexe et de son âge, de Victoire Laribe.

Avant de quitter ce sujet, nous remarquerons que pendant un instant nous avons eu la crainte que le cas de cette dernière n'eût été le produit du voisinage infectant, résultant du séjour de Kalfa, pendant la nuit du 6 octobre, à la salle des consignés, située directement au-dessous de la salle des femmes, où était placée la petite Victoire. Mais cette supposition perdit bientôt presque toute probabilité en présence de l'obscurité même de l'affection de cette jeune fille. Nous n'avons pas besoin d'ajouter, au reste, que pendant le traitement de ces deux malades, on a pris à leur égard les précautions les plus minutieuses d'isolement et de désinfection.

L'ambulance, devenue dès longtemps inutile, fut levée le 23 octobre.

On voit donc, pour nous résumer, que, pendant toute la durée de l'épidémie, il n'y a eu à Batna de cas de choléra avéré que sur huit personnes, toutes étrangères à la localité, et dont cinq au moins venaient de régions situées en dehors du territoire protégé.

A cette époque cependant les flux intestinaux, tels que diarrhées et dysentéries, se sont montrés à Batna avec une fréquence relative sensiblement plus grande qu'à l'ordinaire.

Ces affections qui, dans les mois correspondants de 1866 (juillet, août, septembre et octobre), n'avaient donné lieu pour les militaires qu'à 26 entrées à l'hôpital, — et à 25 dans la même période de 1865, — en ont fourni cette année 38.

Pour la population civile admise à l'hôpital et pour la même période, nous constatons une augmentation analogue : diarrhées et dysentéries, en 1867 : 12 ; en 1866, 9 ; en 1865, 9.

En ville, une situation semblable s'est produite également pendant le même temps, et nous avons eu surtout à remarquer un certain nombre de cas de *diarrhée verte des enfants*, dont deux ou trois ont été suivis de mort.

Cette constitution médicale, annuelle à Batna, et seulement

un peu plus marquée en 1867, mais qui, d'après une expérience déjà ancienne et incontestée, est de nature à servir de cause prédisposante au choléra, n'a point empêché cependant, comme nous venons de le voir, la complète immunité dont les habitants de Batna de toutes races, de toutes classes et de toutes professions ont joui à l'égard de cette maladie, et n'a point suffi par conséquent à la faire naître spontanément sous forme épidémique.

Comme de coutume au surplus, les affections dominantes, quant au nombre, pendant cette période, ont été les fièvres d'accès qui ont donné lieu à 84 entrées pour les militaires et à 26 pour les civils, chiffres très-faibles cependant en regard de ceux des mois correspondants de 1866 (132 pour les militaires, 54 pour les civils) et de 1865 (118 pour les militaires, 28 pour les civils), différence qui fait mieux ressortir encore la tendance plus marquée en 1867 vers les affections purement abdominales.

Nous ferons remarquer enfin, que, pendant les quatre mois d'épidémie, la mortalité à l'hôpital pour les affections internes (15 décès, non compris les 5 décès survenus à l'ambulance) n'est point sortie de ses proportions ordinaires et est restée par conséquent indépendante de toute influence attribuable à l'épidémie. En ville, les diverses catégories de population ont donné, pendant les quatre mois, 25 décès se rattachant aux maladies ordinaires.

LAMBÈSE. — A 10 kilomètres sud-est de Batna, au pied de petits chaînons montagneux détachés de l'Aurès, lesquels dessinent tout autour une espèce de fer à cheval et forment ainsi un petit bassin hydrographique, où on peut placer la source de l'Oued-Batna. L'altitude est d'environ 1,200 mètres. La population civile européenne du village est de 400 habitants, dont 33 étrangers. — Deux compagnies d'infanterie y tiennent garnison pour le service de la maison centrale peuplée de 1060 détenus. — Les conditions hygiéniques sont sensiblement les mêmes qu'à Batna.

*Aucun cas de choléra n'a été observé à Lambèse pendant toute
la durée de l'épidémie.*

Ce résultat a été d'autant plus heureux que la maison centrale
pouvait, d'après l'expérience de ce qui a eu lieu dans d'autres
épidémies, et si le choléra était venu à y éclater, devenir pour
tout le voisinage un redoutable foyer dont les rayonnements auraient pu s'étendre jusqu'à Batna.

Par deux fois même, pendant le cours de l'épidémie, il y a
eu lieu de prendre des précautions particulières contre cette
éventualité.

Le 15 août, il arriva à la maison centrale 27 hommes, faisant
partie d'un atelier qui travaillait sur la route de Constantine à
Sétif. Sur les avertissements de M. le Commissaire civil, le Di-
recteur fit placer ces hommes pendant huit jours dans un bâtiment isolé et éloigné de tous les autres en leur interdisant
toute communication avec les autres détenus. Une visite sévère
leur avait été en outre préalablement passée par M. le médecin de la prison, indépendamment du certificat de M. le médecin de la colonisation de l'Oued Téménia, attestant que le lieu
d'où ils venaient n'était point infecté par le choléra.

Le deuxième chantier rentré à la maison centrale pendant
l'épidémie venait de Bir-el-Arch, également sur la route de
Sétif, où il avait perdu, sur 30 hommes qui le composaient,
7 hommes, sans compter 5 autres entrés à l'hôpital de Sétif, et
dont 3 sont morts. Il ne restait donc que 18 condamnés et 1 gar-
dien lorsque ce détachement reçut l'ordre de rentrer à Lambèse. Il dut s'arrêter à El-Guergour où il fit une première quarantaine du 30 août au 12 septembre, aux environs de l'emplacement de l'ancien lazaret indigène qui alors n'existait plus.
Arrivé à Lambèse il subit, dans le bâtiment qui avait déjà
servi à cet usage, une seconde quarantaine jusqu'au 25, jour de
sa rentrée définitive dans l'établissement.

Aucun nouveau cas de choléra au reste ne s'était manifesté,
depuis son départ de Bir-el-Arch, dans ce détachement qui
s'était maintenu isolé pendant toute sa route.

Une ambulance pour les cholériques éventuels avait été préparée à Lambèse dans une maison isolée et située en dehors du village, mais, comme on le voit, elle n'eut pas lieu de fonctionner.

FESDIS. — Village situé à 13 kilomètres Est de Batna, à quelque distance à droite de la route de Constantine. — Population européenne 110, dont 42 étrangers.

Aucun cas de choléra n'a été constaté à Fesdis pendant toute la durée de l'épidémie.

Populations indigènes du territoire civil.

Elles se composent de 373 israélites, de 1519 arabes et de 199 nègres, répartis dans les diverses localités déjà étudiées, — ou bien habitant le *Village nègre*, — ou bien établis dans des douars dispersés dans la campagne.

Nous n'avons rien à ajouter à l'égard de ceux qui vivent dans les trois centres européens et qui ont joui de la même immunité que les autres catégories d'habitants.

VILLAGE NÈGRE. — Situé à 500 mètres sud de Batna et peuplé d'environ 400 habitants, dont la moitié appartient à la race nègre.

Il s'y est présenté trois cas de choléra :

1° Le 26 juillet. — Décès d'Amar-ben-Mohamed, individu étranger à la localité, arrivé la veille des Ouled-bou-Aoun, tribu à laquelle il appartenait, et où régnait déjà l'épidémie.

2° Le 2 août. — Cas suivi d'une prompte guérison du nommé Brahim, nègre habitant de la localité, mais qui était revenu la veille d'Aïn-Mlilah, sur la route de Constantine, pays alors infecté par le choléra

3° Le 21 août. — Décès de M'brouka-bent-Mohamed, négresse habitante du village; cas dont la filiation avec l'extérieur n'a pu être constatée. — Il faut dire cependant que cette femme faisait des absences fréquentes et prolongées. Il est donc permis de présumer qu'elle aura eu quelques communications avec des douars situés en pays infecté et peut-être même avec des caravanes de nomades qui passaient à cette date non loin du territoire protégé.

Ces trois cholériques n'ont pas été transportés à l'ambulance, mais, vu la grande rapidité dé la mort ou de la guérison, ont été visités sur place par M. le médecin de la colonisation.

Là, au reste, aussi bien qu'à l'ambulance de Batna, les inhumations se sont faites promptement, les déjections des cholériques ont été enfouies, les effets des morts brûlés et les locaux désinfectés immédiatement par les soins de la police.

A partir de la fin de juillet, les habitants sérieusement avertis et surveillés par l'autorité ont cessé de recevoir des étrangers et suivi trés-docilement toutes les précautions hygiéniques édictées par elle. Leur empressement à cet égard était même tel, qu'ils ont, il faut l'avouer, employé les désinfectants sur une échelle qui allait souvent jusqu'à l'abus.

CAMPEMENTS ARABES DU TERRITOIRE CIVIL. — *A partir de l'établissement des cordons sanitaires jusqu'à la fin de l'épidémie aucun cas de choléra n'a eu lieu parmi ces populations.*

Populations indigènes du territoire militaire.

Ces populations, dépendantes du caïdat de Batna, se composaient à l'époque de l'épidémie des tribus suivantes : Harakta-Djerma-Guebala, — Ouled-Chilih, — El-M'saïd, — Ouled-Addi, — Ouled-Yahia-ben-Zekri, et Ouled-Deradj.

Harakta Djerma-Guebala (du Sud). Pop. 485 hab. *Cette fraction, placée tout entière à l'intérieur du premier cordon sanitaire, est restée complétement indemne pendant tout le temps de l'épidémie.*

L'autre fraction de la même tribu, les Harakta-Djerma-Dahra (du Nord), établie en dehors des cordons sanitaires, a compté 10 décès.

OULED-CHILIH. — Pop. 1740 hab. — Un seul douar de cette fraction, où il est mort 9 personnes, a été frappé par l'épidémie. Il était alors établi aux Harakta-el-Madher, en dehors par conséquent des cordons sanitaires.

Tous les autres douars, situés sur le territoire protégé, n'ont compté, sur place, ni un seul décès, ni un seul cas de choléra.

Trois hommes seulement, se disant venus de ces campements, et dont un est décédé, ont été reçus, comme nous l'avons vu, à l'ambulance de Batna.

EL-MSAÏD.—Pop. 119. hab.—Cette petite fraction n'a compté que deux décès qui ont eu lieu à la Zaouïa du cheikh Si-Abd-el-Semet (école religieuse arabe, où demeurent des gens de toutes tribus), loin par conséquent du territoire protégé.

Tous les autres campements, situés en dedans des cordons sanitaires, sont restés absolument indemnes.

OULED-ADDI. — Pop. 174 hab., et OULED-SIDI-YAHIA-BEN-ZE-KRI. — Pop. 448 hab. — Ces deux fractions n'ont eu de décès que ceux qui sont survenus au lazaret des Tamarins ou qui se rattachent à son établissement. Parmi ces décès nous comptons aussi les bergers d'Ali-ben-Djeraba, bien qu'ils appartinssent à une tribu, les Ouled-Zian, étrangère au territoire protégé et même au caïdat de Batna.

Tous les campements restés sur le territoire protégé ont été absolument préservés.

OULED-DERADJ. — Pop. 186. *Cette fraction, habitant tout entière le territoire protégé, est restée toujours complétement indemne.*

Il résulte de ce qui vient d'être dit, *qu'à partir de l'établissement des cordons sanitaires, 24 juillet, il n'y a eu dans les campements indigènes placés entre ces cordons et Batna aucun cas de choléra.*

Dans les cimetières de ces tribus au reste, il n'a été inhumé pendant toute la durée de l'épidémie qu'un seul décès cholérique dont l'enterrement s'est fait d'ailleurs avec tous les soins recommandés par le bureau arabe. C'était un enfant, fils d'Ahmed-ben-Said, des Ouled-Chilih, qui était mort aux Ha-rakta-el-Madher, à l'extérieur du territoire protégé, et dont

le cadavre, avec la permission de l'autorité, avait été ramené de
là pour être inhumé près de sa famille.

Pendant toute la période, au surplus, il n'y a eu, à part même
le choléra, aucune espèce de mortalité remarquable parmi ces
populations.

Quelques douars des Ouled-Fedalah, fraction du caïdat des
Achèches, placés vers la limite des cordons sanitaires de Batna
et isolés également par les conditions topographiques de leur
habitat et par les cordons sanitaires de l'Aurès, ont été complétement indemnes. Faute de renseignements suffisants et sur
leur effectif et sur le lieu exact de leurs campements, on ne les
a pas compris dans les populations du territoire préservé tel
qu'il est délimité sur la carte jointe à cette notice (1).

Ensemble du territoire protégé.

Si nous considérons maintenant ce territoire dans son ensemble, nous verrons qu'il affecte la figure d'un ovale irrégulier
dont le grand axe, sensiblement formé par une section de la
route de Constantine à Biskra, est dirigé du nord-est au sud-
ouest. Sa longueur, comptée du Ksour à Oum-el-Asnam, est
d'environ 44 kilomètres. L'axe qui lui est perpendiculaire, d'Aïn-
Chellalah à N'za-Sdirah, est d'environ 20 kilomètres.

C'est donc en tenant compte de la forme et des irrégularités
de ce périmètre, une aire totale d'à peu près 800 kilomètres
carrés qui était circonscrite par le premier cordon sanitaire.

Cette superficie était au momont de l'épidémie habitée par
les populations suivantes :

(1) Cette immunité a, au reste, été partagée, au dire du bureau
arabe, par les autres douars de la fraction et par ceux de la fraction
voisine, les Beni-Màafa. Ces populations étaient, en effet, les mieux
isolées de tout le cercle de Batna, tant par leurs propres cordons sanitaires que par ceux de Batna et de l'Oued-Abdi, et leur vigilance ne
s'est pas démentie pendant toute l'épidémie, favorisée qu'elle était de
surcroît par leur habitation sur des crêtes à l'écart de toute route
fréquentée.

TERRITOIRE CIVIL

EUROPÉENS

Batna.		1,623
Lambèse. { village.		400
{ maison centrale.		1,060
Fesdis		110
Garnison de Batna et de Lambèse..		1,653
	TOTAL.	4,846

TOTAL du territoire civil. **6,937**

INDIGÈNES

Arabes..	1,519
Nègres..	199
Israélites.	373
TOTAL.	2,091

TERRITOIRE MILITAIRE

TRIBUS INDIGÈNES DÉPENDANTES DU CAÏDAT DE BATNA

Harakta-Djerma-Guebala..	485
Ouled-Chilih.	1,740
Ouled-Sidi-Yahia-ben-Zekri	448
Ouled-Addi	174
Ouled-Deradj..	186
El-M'Saïd..	119
TOTAL.	3,152

TOTAL du territoire militaire. **3,152**

Total général : 10,089, dont 5,243 indigènes.

On voit par ce tableau combien l'application de ce système d'isolement a dû être facilitée par le peu de densité de la population du territoire protégé qui est d'environ 12 1/2 habitants par kilomètre carré, c'est-à-dire, de beaucoup inférieure à celle du département le moins peuplé de France.

En nous résumant, on voit, que sur tout le territoire protégé il n'a été constaté à partir du 24 juillet, jour de l'établissement des cordons sanitaires, jusqu'à la fin de l'épidémie, que 11 *cas ae cholera, dont* 4 *au plus seulement* (3 *des Ouled-Chilih,* 1 *au Village nègre)* n'ont pas été évidemment *importés du dehors.*

OBSERVATIONS SUR LES RÉSULTATS PRÉCÉDENTS.

Nous espérons n'avoir pas besoin de nous arrêter à de longues reflexions, pour établir la relation, tout au moins très-probable, qui existe entre les résultats que nous venons de signaler et les diverses mesures que nous avons exposées en premier lleu.

Nous avons d'abord à écarter une objection qui peut être soulevée avant tout autre examen.

On peut se demander, en effet, si l'isolement a été aussi sérieux, aussi réel qu'il semble avoir été efficace.

La réponse à cette objection se trouve, ce nous semble, dans le très-petit nombre même des cholériques qui, venus de pays situés en dehors des cordons sanitaires, ont réussi, dans un intervalle de deux mois, à aborder à Batna et au *Village nègre,* et dans l'absence absolue d'arrivages de cette nature à Lambèse et à Fesdis.

Tous les témoignages que nous avons recueillis s'accordent en outre à affirmer expressément qu'à part les rares infractions déjà connues, commises par des individus isolés, et celle que nous signalerons tout à l'heure, les consignes des postes sanitaires ont été sévèrement exécutées et n'ont laissé passer aucun groupe d'individus venant des pays infectés. Les habitants de Fesdis bien à portée d'en juger *de visu,* puisqu'ils étaient voisins de deux postes, font les mêmes déclarations.

Et une autre preuve encore que les postes sanitaires fonctionnaient avec rigueur, c'est qu'ils interdisaient l'approche de Batna, aussi bien aux Européens qu'aux indigènes eux-mêmes. Pendant tout le temps qu'ils ont été maintenus en effet, il n'est pas arrivé à Batna *un seul des colons et des bûcherons du Bellezma,* qui pour entrer dans le territoire protégé avaient à franchir le premier cordon à travers les postes qui surveillaient les Ouled-bou-Aoun. Les expéditions qu'ils avaient à faire sur Batna avaient lieu, à partir du premier cordon sanitaire, par l'intermédiaire même des cavaliers des postes qui se les passaient de relai en relai jusqu'à destination. Une disposition analogue était adoptée pour celles qu'ils avaient à recevoir, et qui étaient attendues par leurs convoyeurs également au premier cordon sanitaire (1).

Jusqu'à la levée des premiers postes sanitaires, il en a été absolument de même pour les convois arabes venant d'autres lieux, et particulièrement de Constantine. Et même pendant quelque temps encore après cette levée, les convoyeurs n'étaient point admis en ville et devaient, jusqu'à leur départ, camper au dehors à une distance qui leur était assignée.

La correspondance avec les annexes du bureau arabe et les caïdats se faisait également par l'intermédiaire des gardiens des postes auxquels les messagers transmettaient leurs dépêches sans pénétrer dans le territoire protégé et sans communiquer directement avec eux.

Il faut bien se le rappeler, au surplus, les cordons sanitaires étaient plus spécialement établis contre les deux ordres de provenances les plus dangereux pour Batna; — 1° les voyageurs de Biskra; — 2° les caravanes de nomades.

Pour ce qui est des arrivages de Biskra, on ne connaît qu'un seul individu qui se soit évadé de la quarantaine, et la surveillance de l'unique poste qui la gardait alors n'a été éludée, dans les premiers jours qui ont suivi son établissement, que par le groupe de convoyeurs venus de Biskra dont l'abord près de Batna, comme nous l'avons vu, a motivé la création du lazaret des Tamarins et de tous les autres postes sanitaires. — Et quant aux voyageurs qui arrivaient à Batna après quarantaine, ils ont été presque tous visités par le médecin en chef de l'hôpital qui s'assurait de leur état de santé, et dans le cas où ils y devaient séjourner, ils donnaient leurs adresses à la police afin d'être facilement retrouvés au moindre symptôme de maladie.

(1) Voir, à la suite de cette notice, la pièce annexe n° 1.

Pour ce qui concerne les passages de caravanes sur le territoire protégé, c'était bien, on peut l'assurer, chose très-laborieuse que la surveillance nécessaire pour les empêcher ; une seule fois cependant, cette surveillance s'est trouvée en défaut. Vers le 20 août, et pendant la nuit, deux petits détachements de nomades ont réussi à franchir les cordons et à traverser le territoire indemne, et le lendemain au matin, on ramassait aux environ d'El-Biar huit cadavres qu'ils avaient laissés derrière eux. Cette infraction a été stérilisée, à notre avis, et par la rapidité avec laquelle a eu lieu le passage sur le territoire prohibé et par l'heure à laquelle il s'est effectué et qui a garanti les habitants de toute communication avec les groupes infectés.

Le 22 août au soir, on a été à Batna sous l'imminence d'une infraction de cette sorte beaucoup plus grave. Deux cents tentes environ des Arab-Gheraba, venant des environs de Guelma et rentrant dans le Sahara, refusaient d'obéir aux injonctions des gardiens des postes et menaçaient de suivre leur route à travers le territoire protégé. Il fallut, pour leur faire entendre raison et les obliger à prendre d'autres itinéraires éloignés de ce territoire, faire sortir au-devant d'elles, par deux routes différentes, l'escadron de cavalerie de la garnison, ainsi que l'escadron de chasseurs alors campé à la *Fontaine de l'hôpital.*

L'isolement, sans être toujours absolu, chose que l'on savait d'avance impossible à obtenir, a donc été très-réel, très-sérieux, surtout en ce qui concerne les provenances les plus dangereuses.

Une autre objection, également très-sérieuse contre l'efficacité supposée des mesures d'isolement, s'est aussi présentée à notre esprit, quand n'étant pas encore exactement informé du degré d'immunité dont avaient joui, dans le territoire protégé, les populations indigènes campées sous la tente, nous avons eu connaissance du très-faible chiffre de mortalité relevé dans le cercle de Batna, pour les civils européens.

Les tableaux hebdomadaires, fournis à l'époque de l'épidémie, ne donnent en effet pour ceux-ci que 8 décès cholériques constatés, savoir : 5 survenus à la quarantaine d'El-Ksour, sur des émigrants de Biskra, — 1 à l'ambulance même de Batna sur un étranger venu de Constantine, — 1 au caravansérail des Tamarins, et 1 à l'auberge d'Aïn-Yacouts. — 2 autres décès, très-probablement cholériques aussi, ont eu lieu aux environs d'Aïn-Yacouts, dans un chantier de condamnés occupant ce point de la route.

En présence de ce tribut, si insignifiant par comparaison avec les Arabes, payé, en dehors même du territoire protégé, par la population civile européenne du cercle de Batna, et bien que celle-ci soit extrêmement peu nombreuse en dehors de la ville de ce nom et de ses annexes, il y avait lieu de se demander si l'immunité des habitants de Batna, de Lambèse, etc., ne tenait pas à peu près exclusivement à une aptitude moindre chez les Européens à contracter le choléra, résultant d'une meilleure alimentation, d'un régime de vie mieux entendu, etc.

Il est vrai que les populations indigènes habitant ces mêmes localités avaient été également épargnées; mais, comme elles participent nécessairement et dans une mesure assez large aux conditions hygiéniques où vivent les Européens, cette considération ne pouvait affaiblir de beaucoup l'objection dont il s'agit (1).

Pour la faire tomber complétement il a fallu, ce qui a eu lieu en effet, l'immunité tout aussi complète dont ont joui à la même époque les populations indigènes habitant *sous la tente* à l'intérieur du territoire protégé. Elles n'étaient pas, à peine avons-nous besoin de le faire remarquer, mieux partagées sous le rapport du bien-être et des habitudes hygiéniques que les groupes congénères, de même nom quelquefois, qui, placés dans les régions extérieurement attenantes au premier cordon sanitaire, y subissaient les atteintes de l'épidémie cholérique. —Les tribus des Ouled-Chilih, des Ouled-Addi, etc., sont tout au contraire les plus misérables peut-être de tout le cercle de Batna.

(1) Voir cependant, à la suite de la notice, le tableau comparatif des décès cholériques musulmans dans les territoires civils des diverses parties de l'Algérie.

*C'est donc la préservation des douars indigènes, et plus parti-
culièrement des tribus appartenant au territoire militaire, qui
donne leur véritable caractère et toute leur valeur aux résultats
que nous avons énoncés.*

Pour mesurer l'importance de cette immunité, nous allons
donner les chiffres des décès indigènes dans plusieurs des
régions avoisinant le territoire protégé. C'est le seul élément
de comparaison dont nous disposions, le nombre des cas de
choléra survenus dans ces pays n'ayant pu être exactement
établi.

Nous ne connaissons pas non plus, d'une manière bien précise,
le chiffre total des décès indigènes du cercle de Batna. Toutefois, d'après les renseignements en notre possession, nous ne
croyons pas nous éloigner de la vérité en le fixant *au plus bas
mot* à environ 3,000, ce qui pour une population totale de
108,229 habitants donne une mortalité relative de 2,77 pour
100.

Mais nous avons des chiffres exacts (1) pour les cinq caïdats
les plus rapprochés de Batna, et avec lesquels la ville entretient
en temps ordinaire le plus grand nombre de relations : ceux
de Batna enclavant de tous côtés le territoire protégé — des Ouled-
bou-Aoun le confinant au nord-ouest — des Achêches à l'est
— des Ouled-Daoud — et de l'Oued-Abdi situés au sud.

(1) Il ne peut y avoir aucun doute sur la réalité ni sur le nombre
de ces décès, portés sur des états nominatifs, par fractions, fournis par
les caïds à la suite d'un recensement opéré après l'épidémie. — Mais,
quant à la nature de l'affection à laquelle ils sont rapportés, il est bien
évident que, n'ayant pu être soumise à un contrôle médical, elle n'est
point d'une certitude à l'abri de toute contestation. Néanmoins, les
erreurs à cet égard ne peuvent avoir été, en face de mortalités excep-
tionnelles, que relativement bien peu nombreuses; car les Arabes,
surtout après quelques jours d'épidémie, savaient bien reconnaître à
ses symptômes le choléra, qu'ils nomment *louba*. — Et comme d'ailleurs ces erreurs ont dû se commettre partout à peu près dans les
mêmes proportions, les chiffres en question conservent une valeur
très-suffisante d'exactitude pour l'ordre de comparaisons auquel nous
les faisons servir en ce moment.

Le caïdat de Batna, sur une population de 12,877 habitants, a perdu 277 individus, soit 2,15 pour 100.

Celui des Ouled-bon-Aoun, sur une population de 9,994, a perdu 238 personnes, soit 2,38 pour 100.

Celui des Achêches, sur une population de 9,413, a perdu 117, soit 1,24 pour 100.

Celui des Ouled-Daoud, sur une population de 7,148, a eu 57 décès, soit 0,80 pour 100, ce qui est la mortalité la plus basse des neuf caïdats du cercle de Batna.

Les chiffres de l'Oued-Abdi sont bien plus significatifs encore que les précédents ; nous les donnerons plus loin.

En prenant deux fractions du caïdat de Batna, très-rappro-chées du territoire protégé, nous ferons encore mieux ressortir le contraste entre la mortalité qui régnait dans ces régions et l'immunité qui existait à l'intérieur des cordons sanitaires.

Les Harakta-el-Madher, sur une population de 1,120 habitants, ont eu 60 décès, soit 5,35 p. 100.

Les Ouled-si-Ali-Tahamment, sur 1,381 habitants, en ont perdu 53, soit 3,91 p. 100.

En décomptant de la manière la plus défavorable possible les six décès indigènes survenus dans le territoire protégé (4 à l'ambulance de Batna, 2 au Village nègre), c'est-à-dire en prenant le parti exorbitant de ne tenir aucun compte de la provenance extérieure de la presque totalité des individus qui les ont fournis, et en retranchant en outre du total de la population indigène les 373 israélites, il reste encore évident que la mortalité relative accusée par ces 6 décès sur 4,870 musulmans, soit 0,12 p. 100, est de près de sept fois plus petite que celle du caïdat le moins frappé, celui des Ouled-Daoud, — et de vingt-trois fois plus petite que la mortalité moyenne du cercle. — Elle devient à peine appréciable si, au contraire, on tient un juste compte de toutes les circonstances que nous avons mentionnées.

L'influence des prédispositions issues des différences dans le bien-être et dans les habitudes hygiéniques des diverses catégories de population ainsi écartée comme cause principale de l'immunité du territoire préservé, faudra-t-il plutôt attribuer celle-ci aux conditions géologiques, topographiques ou atmosphériques propres à cette région particulière?

Nous avons vu que le sol était de nature calcaire. Il ne présente point par conséquent la composition qui a quelquefois été invoquée comme garantie d'immunité pour certaines localités.

Le voisinage de forêts ne peut davantage être mis en ligne de compte, car les pays des Ouled-bou-Aoun, des Ouled-Daoud, de l'Oued-Abdi (Aurès occidental) et des Beni-Oudjana et des Hamamra (Aurès oriental) sont en très-grande partie couverts de forêts, et ont néanmoins été frappés par l'épidémie.

La position de Batna et de ses annexes, dans le grand courant atmosphérique qui va de la région saharienne vers les lacs des hauts plateaux, peut-elle à elle seule rendre mieux compte de cette immunité? Non. Car les Lakhdar, au sud du territoire protégé, les Harakta-el-Madher, et les Ouled-si-Ali-Tahamment, au nord, qui sont placés dans le même courant, n'en ont pas moins souffert de l'épidémie.

Et quant à l'altitude de la contrée, il s'en faut de beaucoup que cette condition, dont la valeur est sans doute bien loin d'être négligeable, ait préservé des atteintes de l'épidémie les populations qui semblaient appelées à bénéficier de son influence favorable. Des villages placés dans des vallées et sur des crêtes de l'Aurès, d'une altitude atteignant jusqu'à 1,800 mètres, ont été fortement éprouvés par le choléra, ainsi que le témoigne la mortalité du caïdat de l'Oued-Abdi, formé par une région très-montagneuse. Ce caïdat, en effet, sur une population de 9,974 individus, a compté 335 décès, soit 3,54 p. 100, proportion très-sensiblement supérieure à la mortalité moyenne du cercle de Batna. Et pour le rappeler en passant, c'est dans ces villages de l'Oued-Abdi que l'épidémie s'est maintenue le plus tardivement, circonstance qui, outre les raisons que nous ferons connaître plus tard, est peut-être bien dépendante aussi de l'agglomération dans des habitations fixes et rapprochées, de populations qui, cependant, sous d'autres rapports hygiéniques, l'emportent sur les populations moins laborieuses campées sous la tente.

Si nous venons maintenant à faire porter les mêmes comparaisons sur les centres européens, elles nous donneront des résultats plus remarquables encore, et encore plus contraires à l'hypothèse, où l'immunité de Batna, pendant la dernière épidémie, serait sous la dépendance exclusive ou même principale des conditions, soit extérieures, soit intérieures d'habitat. Ces conditions ont d'abord été toujours les mêmes pour Batna, et à plus forte raison aux époques où la ville, ayant déjà son étendue actuelle, était sans doute moins peuplée qu'aujourd'hui. Ce qui n'empêche pas que, du 9 novembre 1849 au 7 janvier 1850, je ne relève sur les registres de l'hôpital 154 décès cholériques (137 militaires, — 17 civils), et en 1854, du 27 juillet au 27 septembre, — 90 décès (69 militaires, — 21 civils) produits par la même maladie. Mais alors on était bien loin de penser à des quarantaines et à des cordons sanitaires. Tout au contraire, on se souvient qu'en 1849, comme MM. Vincent et Collardot viennent encore de le constater dans leur travail si remarquable et si concluant sur les épidémies de l'Algérie, l'apparition du choléra à Batna a immédiatement suivi l'arrivée des troupes se rendant au siége de Zaatcha, et qui venaient de pays infectés, et qu'en 1854, les premiers cas ont également suivi l'arrivée à Batna du 68ᵉ de ligne, venant de Bône où régnait déjà l'épidémie.

Pour en revenir à celle de 1867, des localités de la province qui, sous les rapports climatériques et topographiques, et aussi sous celui des dispositions intérieures, ont la plus grande ressemblance avec Batna, Sétif et Aïn-Beidah, — pour nous borner à deux exemples, — viennent de payer un tribut des plus notables au choléra.

Nous ignorons la mortalité d'Aïn-Beidah, petite ville du sudest de la subdivision de Constantine, située à une altitude supérieure à celle de Batna, jouissant d'un climat relativement tempéré, et où les vents, si propres à disperser les éléments cholérigènes, quelles qu'en soient la nature et l'origine, règnent en tout temps avec une grande force. Mais nous possédons des renseignements exacts sur Sétif, ville située à environ 1,080 mètres d'altitude, et qui, nous le répétons et pouvons l'attester personnellement, puisque nous l'avons habitée, présente des analogies très-frappantes avec Batna.

A Sétif donc, sur une population de 11,510 individus compris dans l'étendue de la commune, il y a eu, du 23 juillet au 29 septembre 1867, 211 décès qui se répartissent ainsi par catégories d'habitants :

CIVILS INDIGÈNES	Population.	Décès.	Moyenne.
ARABES.	6,000	114	1.90 p. 100
NÈGRES.	152	2	1.51 p. 100
ISRAÉLITES..	762	14	1.84 p. 100
EUROPÉENS			
POPULATION CIVILE.	2,158	68	3.15 p. 100
GARNISON (effectif moyen).	2,438	13 dont 5 Musulmans	0.53 p. 100
Totaux.	11,510	211	MOYENNE GÉNÉRALE : 1.83 p. 100

On voit qu'ici, chose remarquable, la prédisposition à l'épidémie a été, si on doit en juger par la mortalité relative, plus grande chez les Européens que chez les indigènes.

Nous n'avons pas besoin d'ajouter qu'à Sétif, pas plus qu'à Aïn-Beidah, il n'a pu être pris, tout au moins en temps utile, aucune des mesures d'isolement du genre de celles qui ont été appliquées au territoire de Batna, les Arabes du dehors n'ayant été écartés de la ville qu'alors que l'épidémie y sévissait déjà depuis plusieurs jours.

Nous ne voyons plus contre l'utilité supposée des mesures d'isolement qu'une dernière objection, la stérilité des cas de choléra qui sont venus jusqu'à Batna et au Village nègre. Mais cette stérilité, pour ce qui est d'abord de Batna, nous semble s'expliquer tout naturellement et d'une manière très-suffisante par les bonnes conditions où se trouvait la ville et davantage encore par les dispositions et précautions diverses destinées à venir en aide aux mesures d'isolemeut et à rendre leurs transgressions prévues aussi inoffensives que possible.

Ces transgressions étant, en effet, à peu près inévitables, les mesures disolement n'ont de raison d'être que dans la supposition où la contagiosité du choléra, bien que réelle, est cependant assez limitée et conditionnelle pour que toutes les infractions commises à leur égard ne soient pas toujours nécessairement, fatalement, et en dépit de toutes garanties appropriées, suivies de conséquences désastreuses. L'isolement, même imparfait, peut donc alors n'être pas tout à fait sans profit pour les populations auxquelles on l'applique et qui auront d'autant plus de chances de se préserver, qu'elles se seront, d'un autre côté, mieux défendues par les diverses mesures de désinfection, d'assainissement, etc., qui doivent se coordonner avec les mesures d'isolement et en sont même le corollaire indispensable.

Or c'est là précisément ce qui s'est réalisé à Batna, et ce qui ressort des faits que nous allons sommairement rappeler.

Les cholériques venus à Batna ont été de sept dans un intervalle de deux mois ; — sont arrivés un à un, à de longs intervalles de temps en général les uns des autres ; — ont été, pour la plupart, peu après leur arrivée, ramassés sur la voie publique et le plus souvent dans les champs ; — n'ont point pour la plupart, par conséquent, séjourné dans des habitations, — n'ont point, par conséquent aussi, communiqué avec des habitants, — ont été, aussitôt que recueillis, transportés à l'ambulance, — c'est-à-dire dans un lieu distant de la ville de près de 800 mètres, — éloigné de toute habitation, — balayé par les vents de toutes directions, — où chacun d'eux, seul dans un vaste camp, n'avait de rapport qu'avec le médecin et l'unique infirmier qui le soignaient, — où leurs déjections étaient immédiatement désinfectées et enfouies, — leurs effets également désinfectés et le plus souvent brûlés.

Ajoutons que les moyens de désinfection ont été aussi employés dans les lieux où ils avaient séjourné, et spécialement à l'égard du sol souillé de leurs déjections.

Il nous semble, en vérité, que dans une semblable situation, il n'y a pas beaucoup lieu de s'étonner si les quelques rares cholériques en question n'ont point fait naître le choléra à Batna. Et pour ce qui est du Village nègre, bien que les trois cholériques qu'il a présentés aient été traités sur place, les mêmes raisonnements lui sont à peu près applicables, la localité étant aussi située dans de bonnes conditions d'aération, et les habitations nègres étant, comme on sait, notablement plus propres que celles des Arabes, sans parler des précautions déjà indiquées qui ont été observées là aussi bien qu'à Batna.

Nous sommes loin de nous refuser, par conséquent, à faire une part, même assez large, dans l'immunité de nos localités, à l'ensemble des conditions hygiéniques, etc., où elles se trouvaient placées et qui ont dû concourir efficacement au succès des moyens d'isolement. Car si, en se plaçant dans l'hypothèse de la transmissibilité du choléra, le bon sens indique qu'il ne saurait être indifférent de recevoir dans une localité et dans un temps donné, 5 ou 10, — ou 20, — ou 50 cholériques, il est permis de présumer aussi, qu'à nombre égal et dans le même temps, ces cholériques n'exerceront pas la même action dans un lieu bien ventilé, ou dans un lieu étouffé, — par une température basse ou par une température élevée, — à l'égard d'individus disséminés dans un vaste espace ou à l'égard d'individus encombrés dans un local étroit, — sur des individus demeurant dans des habitations proprement tenues ou sur des individus logeant dans des réduits infects, — sur des populations robustes et bien nourries ou sur des populations déjà détériorées par la misère et les maladies, etc., etc.

Or, tous les ordres à peu près de conditions propres à s'opposer aux dangers de l'importation du choléra se sont trouvés réunis dans les centres européens du territoire protégé, et nous allons les rappeler sommairement pour Batna en particulier.

Ventilation considérable résultant de la situation de la localité sur un large plateau exposé aux vents de toutes les directions,

— rues larges et spacieuses, — maisons non encombrées, — localité peu peuplée relativement à son étendue, — où la surveillance médicale pouvait s'exercer sur chaque individu, soit habitant, soit arrivant, et était facilitée aussi par le fractionnement des arrivages par petits groupes successifs, — police vigilante et attentive à parer à tous les incidents de nature à intéresser la santé publique, — éloignement de tout foyer d'infection préexistant, — absence dans la ville et à sa proximité immédiate de toute agglomération de population misérable et détériorée, — état sanitaire initial de la population et de la garnison excellent, — dispositions morales des diverses catégories d'habitants très-bonnes également, et entretenues telles par la confiance même inspirée par les mesures d'isolement, etc., etc.

Et pour l'ensemble du territoire protégé, d'autres circonstances encore rendent un compte très-suffisant de l'efficacité des mesures adoptées pour le préserver: circulation des voyageurs d'une faible importance et se faisant par des routes peu nombreuses, — moyens suffisants tant en personnel qu'en matériel pour assurer la meilleure installation et le meilleur fonctionnement des quarantaines et des cordons sanitaires, etc., — et par-dessus tout enfin la *hâtiveté* même avec laquelle ces dispositions ont été appliquées. C'est le 15 juillet, comme nous l'avons vu, que le choléra est signalé à Biskra, et dès le 19, la quarantaine d'El-Ksour est établie et le 20 elle fonctionne. Des décès cholériques sont signalés du 20 au 23 juillet chez les indigènes dans le territoire civil de Batna et aux Ouled-bou-Aoun, et dès le 24 sont organisés les lazarets et les cordons sanitaires destinés à éloigner de Batna les gens suspects. On était alors certain, nous ne pouvons trop le répéter, de prendre ces mesures en temps encore utile, car d'une part, les arrivages infectés n'avaient encore eu lieu dans les environs que par petits groupes, et de l'autre, rien dans la constitution médicale de la ville et de ses annexes n'était de nature à y faire craindre l'importation déjà effectuée d'une influence épidémique. En peut-on dire autant de toutes les mesures du même genre qui ont été prises à d'autres époques dans diverses localités? N'ont-elles pas bien souvent été ordonnées et mises à exécution, après seulement que des arrivages de pays infectés, le plus souvent inaperçus, avaient déjà déposé le germe épidémique parmi les populations qu'il s'agissait de défendre? Et faut-il alors s'étonner de leur plus ou moins complète inefficacité?

Arrivé au terme de cette discussion, il ne ne nous reste donc plus, pour expliquer rationnellement l'immunité du territoire de Batna en contact de tous côtés avec l'épidémie cholérique, que les mesures d'isolement, renforcées par les conditions et par les précautions diverses que nous avons exposées.

DIVERS EXEMPLES DE POPULATIONS INDIGÈNES AFFIRMANT
S'ÊTRE PRÉSERVÉES PAR DES MESURES D'ISOLEMENT.

La conclusion que nous venons de formuler est appuyée encore par ce fait que les populations du territoire de Batna ne sont pas les seules dans le cercle qu'un isolement, même imparfait, ait plus ou moins complétement préservées pendant la dernière épidémie. De sorte que là aussi les mêmes résultats semblent avoir été la conséquence des mêmes moyens.

Sans parler en effet des localités ou des groupes qui seront mentionnés dans le chapitre suivant, les recherches que nous avons faites sur la marche du choléra de 1867 parmi les populations indigènes du cercle, nous ont fait connaître, outre les Ouled-Fedalah et les Beni-Maafa déjà mentionnés, nombre de fractions de tribu de divers caïdats qui, grâce, assurent les caïds, à leur docilité persistante aux prescriptions du bureau arabe, et quelquefois aussi à leur isolement naturel, sont restées indemnes pendant tout le cours de l'épidémie.

Le fait même de l'immunité de ces populations est à peu près indéniable. Celui de leur isolement réel par leurs propres soins, plus difficile à admettre au premier abord, n'étonnera cependant beaucoup que les personnes qui ne connaissent pas le régime de vie et les habitudes des Arabes, et par conséquent ne savent pas combien longtemps ils peuvent supporter la

4

privation de relations extérieures qui leur sont infiniment moins nécessaires qu'aux Européens. Les Arabes de la tente, en effet, n'ont et ne font guère *d'affaires*, et, à l'époque de l'épidémie, la misère n'étant pas chez eux, à beaucoup près, ce qu'elle est devenue depuis, ils trouvaient encore assez facilement sur place la maigre satisfaction de leurs médiocres besoins. Rien aussi de moins impossible pour eux, quand ils le veulent bien, que d'isoler de toutes communications extérieures des douars, composés seulement de quelques tentes, toujours disséminés à de grandes distances les uns des autres, et souvent placés hors de toutes routes fréquentées et sur des points même d'un accès difficile (1).

Aussi ces faits d'isolement allégués par les caïds sont-ils admis comme vrais par le bureau arabe de Batna. Nous allons en produire quelques exemples.

La tribu des Zoui, située tout à fait au nord du caïdat de Batna, se divise en trois fractions.

La première, celle des Ouled-el-Kadi, n'a eu d'atteint par l'epidémie qu'un seul douar composé de vingt tentes et où il est mort seize individus. Le choléra y avait éclaté immédiatement après le retour de Srah, cercle de Constantine, du nommé Messaoud-ben-Bahloul, sa première victime. — Tous les autres douars de cette fraction, s'étant maintenus dans l'isolement, sont restés préservés.

Même chose est arrivée à la deuxième fraction, celle des Ouled-si-Ahmed-ben-Saïd, qui n'eut également qu'un douar de frappé, celui qui avait reçu le cholérique Mohamed-Srir-ben-Si-Brahim à son retour du marché de l'Oued-Dekri, route de Constantine à Sétif. Ce douar, composé d'une dizaine de tentes, a eu dix décès. — Tous les autres douars de la fraction, ayant maintenu jusqu'au bout leur isolement, ont été préservés.

Les faits ne sont pas présentés avec la même netteté pour la troisième fraction, celle des Ouled-si-Ahmed-ben-Bouzid qui a

(1) Ce sont là aussi les conditions qui rendent facile, dans un douar, la constatation de la provenance des premiers cas de choléra qui s'y présentent.

payé à l'épidémie un bien plus fort tribut que les précédentes (35 décès), et dans laquelle il y eut plusieurs douars de frappés. Il paraît cependant que jusqu'à une période assez avancée de l'épidémie plusieurs d'entre eux étaient restés indemnes grâce à un rigoureux isolement. Mais vers la fin de l'épidémie leurs habitants se relâchèrent, dit-on, de leurs précautions et visitèrent des pays infectés. Ils en revinrent malades, et à partir de là, l'épidémie sévit chez eux.

Dans le caïdat des Ouled-bou-Aoun, les faits de ce genre sont plus nombreux et plus complets. Toutes les fractions, en effet, assure le caïd, isolées soit par la nature, soit par les mesures prises par elles-mêmes en conformité des ordres du bureau arabe, ont été absolument préservées. Aucune des fractions que je vais nommer ne figure en effet au tableau des décès cholériques aux Ouled-bou-Aoun, tel qu'il a été fourni par le caïd.

Ce sont : 1° Les Ouled-Mcnah, petite fraction de 110 âmes, placée entre les Halimia et les Ouled-sidi-Abderrhaman, fractions cholérisées (isolement artificiel).

2° Une petite fraction, dite des Arab-Tadjinent, placée au milieu des Halimia (isolement artificiel).

3° Les Rouagheub, petite fraction placée dans le pays de Taga, aux environs des Ouled-si-El-Hadj-ben-Ameur, infectés pendant quelque temps (isolement artificiel).

4° Les Ouled-sidi-Ali-Haïdoussa, habitant le pays de Merouana, entre les Ouled-sidi-Abderrhaman et les Haouara (isolement artificiel).

5° Les Ouled-Zerafa; population, 958 habitants.

6° Les Ouled-En'Seur; pop., 505 hab.

7° Les Ouled-Yahia-ben-Zeman; pop., 703 hab.

Et 8° Les Beni-Maklouf; pop., 558 hab., isolés, outre les mesures prises par eux, par la constitution orographique du pays, c'est-à-dire séparés par des crêtes de montagnes des contrées infectées qui les avoisinaient, et qui étaient habitées par d'autres fractions du caïdat des Ouled-bou-Aoun, les Lakhdar et les Ouled-Sultan.

Jusqu'à une époque assez avancée de l'épidémie, la fraction

des Ouled-si-El-Hadj-ben-Ameur, composée de 999 habitants, s'était maintenue soigneusement isolée et était restée complétement indemne. Le choléra, qui, du reste, n'y a fait en tout que sept victimes, y a suivi le retour et la mort de deux hommes qui étaient allés voir aux Ouled-Mehenna un malade nommé Belkheir-ben-Djabala.

Mais c'est surtout dans le caïdat de l'Ouled-Abdi que l'on trouve des exemples remarquables et avérés de groupes de populations indigènes qui, étant restés indemnes tant qu'avait duré leur isolement, n'ont souffert de l'épidémie qu'après s'être départis de leurs précautions primitives et ont payé alors plus ou moins cher leur manque de persévérance.

Les villages de Nahra, de Tagoust, de Bouzina et de Teneyet-el-Abed s'étaient d'abord isolés avec beaucoup de soin, et, grâce à ces mesures, étaient parvenus à se préserver jusque environ le milieu d'octobre, époque où le choléra sembla sur le point de s'éteindre dans tout l'Oued-Abdi où il régnait depuis les premiers jours du mois d'août. Mais dans la seconde quinzaine d'octobre ils se relâchèrent de leurs précautions. A ce moment, une recrudescence de l'épidémie venait de se déclarer à Menah, où la maladie avait été réimportée par deux individus de ce village qui venaient de rentrer de Biskra et qui étaient morts à leur arrivée. Le village de Nahra, jusque-là épargné, reçut des gens de Menah et fut infecté à partir de ce moment. Il en fut de même, et pour semblable cause, de celui de Tagoust et un peu après de celui de Bouzina qui reçut des gens de Tagoust même et d'autres villages cholérisés.

Il mourut à Nahra 69 personnes, à Tagoust 25, à Bouzina 41 et 14 à Teneyet-el-Abed, où l'épidémie ne se déclara que vers le 10 novembre, en tout 149 personnes ; et c'est la persistance de l'épidémie dans ces localités, jusque environ le 16 novembre, qui motiva, comme nous l'avons vu, le maintien tardif du poste sanitaire de N'za-Sdirah.

Nous ne connaissons dans l'Oued-Abdi d'exemple d'immunité à peu près complète que le suivant :

Un nommé Ben-Si-Labed, venu avec sa famille de Chettma

(oasis de Biskra) à Oum-el-Kha, y mourut peu de jours après son arrivée ainsi que sa femme. On ne voulut pas les enterrer dans le cimetière de ce village (1) et on les inhuma avec soin dans un lieu particulier et éloigné. Un des individus qui avaient assisté à l'inhumation, mourut aussi un peu après. Ces trois personnes furent les seules victimes du choléra. Car à partir de ce moment, le village d'Oum-el-Kha, ayant repris son isolement, resta indemne.

Il faut en convenir au surplus, malgré la bonne volonté manifestée en plusieurs lieux par les habitants, l'isolement n'était pas facile à maintenir dans ce caïdat, où la population est en grande partie agglomérée dans des villages rapprochés les uns des autres, le long de vallées plus ou moins resserrées.

Bien autres sont les conditions, au point de vue qui nous occupe, du caïdat voisin, les Ouled-Daoud, situé également dans les montagnes de l'Aurès. Là, les villages sont peu nombreux, et les populations, disséminées sur de vastes espaces, habitent presque toutes sous la tente. L'été venu, elles se dispersent même davantage encore, et vont camper par petits douars sur des crêtes et dans des gorges situées à de grandes hauteurs, et peu fréquentées par conséquent par les étrangers. C'est cet isolement naturel, dans un pays des plus accidentés, qui rend compte, en partie au moins, de la très-faible mortalité qui a frappé ce caïdat, et qui contraste si fort avec celle de l'Oued-Abdi habité cependant par des populations de même race (Berbères chaouïa).

Pour en finir avec les faits d'isolement préservateur qui se sont produits en pays arabe, nous rappellerons encore l'immunité complète dont jouit, pendant toute la durée de l'épidémie, un douar des Ouled-si-Sliman du caïdat des Ouled-Sultan, qui n'eut pas un seul cas de choléra, bien qu'il fût voisin d'un autre douar de la même fraction qui fut fortement frappé par l'épi-

(1) Plusieurs faits, relevés dans la dernière épidémie, semblent révéler l'influence nocive des émanations des cimetières où ont été enterrés des cholériques, surtout quand les inhumations, comme il n'arrive que trop chez les Arabes, sont faites trop superficiellement.

démie. Mais il en était séparé par une rivière, et il mit à profit cette circonstance pour interrompre avec lui toutes communications à partir du moment où l'épidémie s'y déclara. Ces douars, étant de tous ceux de la fraction les plus rapprochés l'un de l'autre, le caïd qui nous a exposé ce fait ajoute, que le contraste qu'ils offrirent entre eux frappa vivement l'attention des populations.

En comparant enfin la mortalité générale du cercle de Batna qui est d'environ 3,000 décès, soit pour une population totale de 108,229 habitants—2,77 pour 100,—à celle du cercle de Sétif, il est permis de présumer encore que la dissémination des populations, et peut être aussi les mesures d'isolement prises par elles rendent compte, au moins en partie, de la différence assez marquée qu'on trouve en faveur du cercle de Batna.

Celui de Sétif qui, sur une étendue territoriale beaucoup moindre, possède une population de 146,000 habitants, à eu, d'après les renseignements que nous possédons, au moins 5,300 décès, ce qui lui donne une mortalité moyenne de 3,63 pour 100 à peu près.

IV.

Éloignement temporaire de la garnison de Biskra. — Ses résultats.

Comme appendice aux mesures prises pour préserver Batna, nous avons maintenant à exposer les principales circonstances qui se rattachent à l'éloignement temporaire des troupes françaises de la garnison de Biskra.

Les dispositions adoptées pour effectuer ce mouvement ont dû en effet avoir pour objet, à la fois d'assurer aux troupes évacuées l'immunité la plus prompte possible, et de garantir les populations, dont elles avaient à traverser le territoire, de toute importation épidémique.

Un isolement rigoureux devait donc leur être imposé, au

moins pendant les premières semaines qui suivraient l'évacuation. C'est ce qui a eu lieu en réalité, et comme nous allons le voir, avec un résultat des plus satisfaisants.

Évacuation de l'escadron du 6ᵉ chasseurs à cheval. — Cet escadron qui, sur un effectif de 102 hommes, en avait déjà perdu une vingtaine depuis le commencement de l'épidémie, se mit en route dans la nuit du 25 au 26 juillet, en laissant 14 hommes à l'hôpital de Biskra. Il avait deux étapes à faire avant d'atteindre sa destination, et il lui fut sévèrement prescrit d'éviter pendant la route toute communication avec les populations, et plus particulièrement les caravansérails. Il dut en conséquence laisser à quelque distance sur sa droite le défilé d'El-Kantara, en passant par la faille de l'Oued-Chebaba.

A son arrivée à N'za-ben-Messaï, le 27 juillet (voir la carte, n° 5), il avait perdu en route 3 hommes, et il avait 6 cholériques à l'ambulance, laquelle était placée à 130 mètres du campement des troupes.

Jusqu'à la levée du camp, le 4 août, jour du départ pour Aïn-Touta, il y eut 7 décès, savoir : 1 le 28 juillet, — 2 le 29, — 1 le 30, — 1 le 2 août, — 1 le 3 août, — 1 le 4 août.

Voici au reste le mouvement des malades pendant la durée du séjour à N'za-ben-Messaï :

	ATTEINTS	SORTIS par guérison	MORTS.	ÉVACUÉS sur l'ambulance de l'Oued-El-Ksour	RESTANT en traite- ment.
6ᵉ chasseurs. .	29	20	6	3 dont 1 mourut à 300 mètres avant d'arriver	»
Artillerie. . . .	1	1	»		»
Tr. des équip.	1	1	»		»
Infirmiers. . .	2	»	1		1

Au moment de l'arrivée au campement d'Aïn-Touta, et vu l'évacuation qui venait d'être faite sur l'ambulance de l'Oued-El-Ksour, il ne restait plus avec l'escadron qu'un seul homme suspect, l'infirmier Vasse qui, dans la journée même du départ,

venait d'être atteint de symptômes cholériques, d'une apparence d'abord assez bénigne.

Dans la matinée et avant le départ, son camarade Perruchot,
venu avec lui de Batna pour assister le médecin aide-major,
avait succombé à une attaque de choléra foudroyante survenue,
paraît-il, à la suite d'un excès de boisson.

Quant à Vasse, après avoir paru pendant quelques jours mar-
cher dans la voie d'un complet rétablissement, il fut pris, dans
la journée du 10 août, à la suite, dit-on, d'une indigestion également, d'une rechute qui devint mortelle au bout de quelques
heures.

Ce fut pendant toute la durée du campement d'Aïn-Touta, le
seul décès survenu parmi ces évacués, *qui ne présentèrent là
aucun nouveau cas de choléra.*

Ces deux infirmiers ont ainsi fourni les deux dernières entrées
à l'ambulance pour cause cholérique, le 4 août, *c'est-à-dire neuf
jours après le départ de Biskra.*

Ils étaient partis de Batna le 28 juillet, avaient couché le 28
et le 29 à El-Ksour, et étaient arrivés le 30 au camp de N'za-
ben-Messaï ; c'étaient donc des nouveaux-venus dans le foyer
cholérique, et cette circonstance, jointe à leur contact incessant
avec les malades, permet de supposer avec quelque vraisem-
blance que, malgré l'amélioration déjà constatée dans l'état sanitaire de l'escadron, toute influence infectante pour les étrangers pouvait bien n'y être pas encore tout à fait éteinte. —
Supposition corroborée encore par le fait de Barbier, homme
du train, atteint du choléra le 29 juillet, à la suite d'un transport fait sur le camp des chasseurs, et mort à la quarantaine
d'El-Ksour le 30. — Au surplus, il n'est pas à la rigueur impossible que ces infirmiers aient contracté le choléra à la quarantaine même où ils ont séjourné deux jours.

(Voir la carte, n° 7). A Aïn-Touta, l'escadron était campé sur
les terrains vacants à l'est de la grande avenue conduisant au
Bordj de la smala de spahis et à quelques centaines de mètres
des bâtiments. Cet établissement militaire, dirigé par un offi-
ier français, était resté jusque-là, et resta jusqu'à la fin com-

plétement indemne, grâce à l'isolement dans lequel il se maintint pendant tout le temps de l'épidémie, isolement bien facilité, il faut l'avouer, et par le très-petit nombre des habitants du Bordj (les spahis étaient alors presque tous occupés au service des quarantaines et des cordons sanitaires), et par la dissémination des cultivateurs indigènes en dépendants par petits campements espacés, dans un pays alors d'autant moins fréquenté que le marché d'Aïn-Touta avait été suspendu par ordre supérieur. Cependant, à plusieurs kilomètres du Bordj, à l'époque où les chasseurs vinrent y camper, se trouvaient quelques douars des Lakhdar infectés par le choléra ; mais toute communication leur était interdite aussi bien avec la smala qu'avec les chasseurs.

Quant à l'isolement entre les chasseurs eux-mêmes et la smala, malgré la vigilance des commandants des deux postes, nous ne voudrions pas garantir qu'il put être, pendant les neuf jours que dura le voisinage, toujours complétement observé, à cause de la faible distance qui les séparait. Heureusement alors les infractions ne pouvaient avoir de sérieux dangers puisque, comme nous l'avons vu, les chasseurs eux-mêmes étaient déjà à peu près purifiés de toute influence épidémique.

Nous n'avons pas besoin d'ajouter que pendant toute la durée du camp de N'za-ben-Messaï, situé beaucoup plus loin de la smala, l'absence de communication avec elle avait été absolue, et qu'à la date où nous sommes arrivés, il en était de même pour le camp voisin de l'Oued-El-Ksour, alors occupé par les compagnies du 3ᵉ bataillon d'Afrique évacuées de Biskra.

Au moment de la mort de Vasse, l'état sanitaire était devenu très-bon dans l'escadron, et la constitution médicale s'était même modifiée au point de donner lieu à des bronchites assez nombreuses. — Le 9 août au soir, on reçut plusieurs chasseurs sortis guéris de l'ambulance de l'Oued-El-Ksour. Par surcroît de précaution, ils furent pendant plusieurs jours consignés à l'ambulance sans contact avec leurs camarades.

Le 13 août, levée du camp d'Aïn-Touta, et le 14, après avoir évité le passage à travers la ville, arrivée à la *Fontaine de l'hôpital*, sur la route de Constantine, à 3 kilomètres nord-est de Batna (voir la carte, n° 9).

Les communications avec la ville restèrent encore interdites aux troupes pendant une quinzaine de jours. — La rentrée à Batna en caserne eut lieu le 25 octobre.

Pendant toute la durée de ce campement, il n'y eut parmi les hommes d'autres maladies qu'un certain nombre de fièvres rémittentes, quelques-unes même à caractère typhoïde, qui furent traitées à l'hôpital de Batna et qui toutes furent suivies de guérison. Elles étaient attribuables, sans doute, à quelques terrains marécageux situés aux environs de la butte sur laquelle le camp était établi.

Évacuation du bataillon d'Afrique (2 compagnies). — À la fin de juillet la garnison de Biskra, composée de 425 hommes, avait perdu par le choléra environ 80 militaires.

Cette situation ne paraissant pas devoir se modifier promptement, Son Excellence M. le maréchal gouverneur de l'Algérie, ordonna l'éloignement temporaire de la plus grande partie des troupes. — Cette opération, déjà heureusement entamée par le départ des chasseurs, se continua comme il suit par le départ des deux compagnies du 3e bataillon d'Afrique, etc.

On commença par l'évacuation des malades transportables de l'hôpital. — Le 31 juillet, à dix heures du soir, ce premier détachement se mit en route. — Il était ainsi composé : 1 officier, — 1 médecin aide-major, — 9 infirmiers, — 32 malades, — 9 convalescents, — 3 soldats du train, — 1 caporal et 11 chasseurs du 3e bataillon d'Afrique, en tout 67 hommes. — On laissait à l'hôpital 18 malades avec M. le médecin aide-major Dubois et une partie du personnel d'administration.

Après avoir bivouaqué le 1er août dans la plaine d'El-Outaïa, le détachement arriva le 2 de très-bonne heure aux environs d'El-Kantara, où il passa la journée et dont il partit à la fin de la nuit pour le campement définitif de l'Oued-El-Ksour, où il arriva le 3 à six heures du matin. — Malgré le sirocco, il n'avait point eu de malheur à déplorer en route et il arrivait avec 5 ou 6 hommes seulement dangereusement malades.

A cause des difficultés de la marche résultant du transport des malades, on n'avait pu éviter de prendre la route des cara-vansérails, et en conséquence de passer par la gorge d'El-Kantara, au voisinage par conséquent d'une oasis infectée et devant l'auberge où une vingtaine environ de personnes aisées de Biskra étaient venues se refugier pendant l'épidémie. Mais, sans parler des dispositions que nous ferons. connaître un peu plus loin, ce passage ayant eu lieu vers la fin de la nuit, aucune communication ne fut possible entre le détachement et les habitants quelconques de ces localités.

C'est ici le lieu de signaler l'immunité dont, à part les deux femmes qui vinrent mourir à la quarantaine d'El-Ksour, jouit pendant la durée de l'épidémie, malgré le voisinage de l'oasis infectée, le petit groupe européen d'El-Kantara, composé des habitants de l'auberge et d'un petit atelier d'ouvriers des ponts et chaussées, travaillant à la route.

Le premier cas de choléra avait eu lieu dans l'oasis, le 22 juillet, sur un indigène étranger à la localité, et dans les premiers jours d'août, l'épidémie y régnait et enlevait 15 à 20 personnes par jour.

Cette oasis, étant située au sud de la gorge, était séparée des habitants européens, situés au nord, par les gigantesques rochers du Djebel-Gaous et du Djebel-Essor, formant ainsi entre les deux populations une sorte d'écran naturel. Quant à l'isolement artificiel entre les Européens et les habitants de l'oasis, nous ne voudrions pas affirmer que, pendant toute la durée de l'épidémie dans les villages, c'est-à-dire environ un mois, il fut absolument complet. Car nous savons qu'il venait fréquemment des indigènes à l'auberge d'El-Kantara pour leurs achats. Toutefois, ce n'étaient là que des individus isolés, qui ne s'arrêtaient que quelques instants à l'auberge, et dont aucun, au reste, ne présenta de symptôme de maladie. Et, quant aux gens de Biskra réfugiés dans l'auberge, ils auraient été en trop grande contradiction avec le but même de leur présence à El-

Kantara et avec les recommandations d'isolement qui leur avaient été faites aussi bien qu'aux ouvriers travaillant sur la route, — recommandations qui, pour le dire en passant, étaient *à l'ordre du jour* chez tous les Européens dans le cercle de Batna, — s'ils ne s'étaient mis rigoureusement à l'abri de toute communication avec les gens suspects. Ils se tenaient donc presque toujours renfermés dans leurs chambres et plus particulièrement au moment des passages des voitures, des détachements, etc., venant de Biskra. Il va sans dire que bien moins encore ils allaient dans l'oasis, d'autant mieux que, par les soins du cheikh de la localité obéissant aux ordres supérieurs qu'il avait reçus, celle-ci était gardée par une sorte de cordon sanitaire qui empêchait l'abord des étrangers ; les voyageurs indigènes étaient même obligés, pour éviter l'oasis, de passer par le défilé de l'Oued-Chebaba. Quant aux voyageurs européens, sans parler des défenses sévères faites par les chefs de détachement, des gardes indigènes étaient placés, pour empêcher les soldats de pénétrer soit dans les villages de l'oasis, soit dans le hameau européen ; et tout soldat voyageant isolément était arrêté par eux, aussi bien, au reste, que toute personne voyageant à pied ou en voiture sans permis de l'autorité. Et enfin, sous la surveillance très-assidue et très-dévouée de M. Parizel, conducteur des ponts et chaussées, qui dirigeait l'atelier, les inhumations se faisaient dans les cimetières de l'oasis avec de grands soins, et les tombes furent recouvertes de grandes quantités de chaux.

Voilà bien des raisons qui peuvent rendre compte, selon nous, de l'immunité de la population européenne d'El-Kantara. — Mais revenons au détachement évacué de Biskra.

Il campa sur le bord de l'Oued-El-Ksour, rive gauche, à 2 kilomètres au-dessus du camp des chasseurs. Des dispositions furent prises pour empêcher toute communication avec les divers campements environnants, ainsi qu'avec le Bordj d'Aïn-Touta.

Pendant cette journée et dans la nuit du 3 au 4, on eut à constater six nouveaux cas de choléra : sur un homme du train,

— un caporal et un chasseur du bataillon — et trois infirmiers.
— Ces derniers étaient encore des nouveaux-venus, tout récemment envoyés de Constantine et de Batna; l'un d'eux même, Guillon, parti de Batna le 31 juillet, n'avait rejoint l'évacuation que le 2, au nord d'El-Kantara, et était parti avec elle pour aller camper à l'Oued-El-Ksour. — Tous trois moururent dans les journées du 4 et du 5.

On ne peut s'empêcher, à cette occasion, de faire remarquer le lourd tribut payé à l'épidémie de Biskra par le corps des infirmiers. — A l'époque de l'invasion de l'épidémie, 25 composaient l'effectif de l'hôpital, 25 autres ont été successivement envoyés de Constantine et de Batna comme renfort et comme remplacement. Sur les 50, 28 ont été frappés; — parmi les anciens, 12, dont 6 sont morts; — parmi les nouveaux, 16, dont 12 sont morts.

Le 3 août, au soir, eut lieu le départ de Biskra de la 1re compagnie du bataillon. Le 5, elle arriva à El-Kantara et alla camper sur le bord de la rivière, à une grande distance au nord de la gorge, et le 6, au matin, sans avoir eu aucun malade en route, elle rejoignait l'ambulance à l'Oued-El-Ksour.

Vers la fin de la même journée, arriva également, avec la plus grande partie du personnel de l'hôpital, la 2e compagnie du bataillon qui était partie de Biskra à peu près en même temps, emmenant le bureau arabe et les services civils qui furent installés le 7 au caravansérail des Tamarins.

C'est le 4 au soir et le 5 au matin qu'arrivèrent les ravitaillements abondants de Batna, qui furent reçus avec les précautions déjà indiquées pour éviter toute communication avec les soldats convoyeurs.

Les détachements de Biskra étant dès lors réunis, les dispositions furent prises pour le campement définitif. L'ambulance fut laissée isolée sur la rive gauche, et les compagnies allèrent camper sur la rive droite sur un monticule très-aéré et situé à 400 mètres de la rivière et près d'une source très-abondante et très-bonne. (Voir la carte, n° 6.) — Le cimetière fut placé à 1500 mètres du camp dans une gorge abritée de tous les vents.

Faute de combustible et pour ménager les désinfectants, les cadavres étaient enterrés avec leurs effets et leurs couvertures. La même chose se faisait pour les mêmes motifs au camp des chasseurs.

Le 5 août on avait eu deux nouvelles atteintes sur deux infirmiers, qui guérirent tous deux.

Les dernières entrées à l'ambulance eurent lieu le 6 août, fournies par le chef du dernier détachement évacué de Biskra, M. le lieutenant Goirand, et par un chasseur de sa compagnie qui avaient pris le choléra en route. — Tous deux moururent, le chasseur, le 9, et M. Goirand, le 18 août, à l'ambulance alors établie près de la quarantaine d'El-Ksour.

On voit que les derniers détachements évacués de Biskra se purifièrent de toute influence épidémique plus rapidement encore que l'escadron de chasseurs.—A quoi attribuer cette si prompte immunité? A deux causes : d'abord et incontestablement à l'éloignement du foyer épidémique si intense qui existait à Biskra; puis ensuite à l'isolement qui, *dans un pays lui-même infecté*, empêchait dans les camps l'apport de nouveaux éléments de contamination cholérique, et laissait ainsi aux troupes le bénéfice complet de toutes les conditions favorables où elles étaient venues se placer.

Voici au reste le mouvement de l'ambulance du 31 juillet au 10 août.

CORPS.	RESTANT en traitement.	ENTRÉES.	SORTIES.	MORTS.	RESTANTS.
Civils.	1	»	»	»	1
Militaires. . . .	31	19 y compris les évacués des chass.	13	7	30

Le 15 août, l'état sanitaire étant des plus satisfaisants, le camp de l'Oued-El-Ksour fut levé. — Les compagnies allèrent camper ce jour-là à El-Biar, pour de là se diriger sur l'Oued-Hamla (camp dit des Cèdres), où elles arrivèrent le 16 et où elles furent rejointes par l'aide-major du bataillon, qui y prit le service médical. (Voir la carte, n° 10.)

Quant à l'ambulance qui comptait alors 21 malades, presque tous convalescents, et 18 infirmiers, dont 6 auxiliaires, elle alla s'installer sur la rive droite de l'Oued-El-Ksour, à 500 mètres environ de ce cours d'eau, et à un bon kilomètre de la quarantaine. (Voir la carte, n° 8.)

Elle y resta jusqu'au 25, où réduite, par des évacuations successives sur l'Oued-Hamla, à deux convalescents, elle évacua ceux-ci sur le lazaret d'El-Ksour, où tout le personnel d'officiers de santé, d'administration et d'infirmiers qui la composaient vint se joindre à eux avant de rentrer à Batna, le 31, après une dernière quarantaine de six jours.

Voici le mouvement de l'ambulance de Biskra, du 10 au 25 août, jour de sa dissolution :

CORPS.	RESTANTS.	ENTRÉES.	SORTIES.	MORTS.	RESTANTS.
Civils.	1	»	1	»	»
Militaires. . . .	30	»	29 y compris les évacués.	1	»

La situation n'était pas moins bonne au camp des Cèdres placé dans une excellente position, et sous le rapport de l'aération et sous celui de l'eau. L'isolement fut maintenu dans toute sa sévérité jusqu'au 24 août, où quatre hommes du génie, faisant partie du camp, rentrèrent à Batna après désinfection de leurs effets et visite du médecin, et où les officiers de la garnison de Batna furent autorisés à aller visiter leurs camarades à l'Oued-Hamla.

Pendant toute la durée de leur séjour sur ce point, les compagnies du camp des Cèdres n'eurent pour ainsi dire pas de malades, et elles n'envoyèrent à l'hôpital de Batna que des affections insignifiantes.

Le 21 septembre eut lieu la rentrée, à Batna, du détachement du train campé à l'Oued-Hamla, et le 11 octobre les compagnies du bataillon elles-mêmes rentrèrent en caserne à Batna.

La nouvelle garnison de Biskra y fut envoyée en plusieurs détachements, du 20 au 26 octobre.

V.

Conclusions.

Les mesures diverses d'isolement et de dissémination exposées dans cette notice n'ont, chacune prise à part, rien de bien nouveau et qui sorte des recommandations déjà formulées dans le but d'arrêter la propagation des épidémies cholériques.

Ce qui leur donne, à notre avis, et leur originalité et leur valeur, c'est l'application qui en a été faite dans des circonstances encore peu expérimentées jusque-là, — c'est surtout l'ensemble homogène et méthodique qu'elles ont formé en se coordonnant entre elles et avec les précautions hygiéniques destinées à les appuyer; — ce sont enfin, aussi, les soins que l'on a pris pour les faire exécuter aussi bien que possible, en regard des moyens dont on diposait, et qui, pour être plus grands qu'en France, n'étaient pas cependant sans limites.

Aussi, malgré les infractions inévitables qu'elles ont dû souffrir, malgré les lacunes, les irrégularités, les fautes qui n'ont pu manquer de se produire dans plusieurs des nombreux et difficiles détails de leur exécution, nous croyons-nous autorisé à tirer des résultats dont elles ont été accompagnées les conclusions suivantes :

I. Les mesures d'isolement, y compris les quarantaines et les lazarets, appliquées contre le choléra là où elles peuvent l'être, et comme elles doivent l'être, ne sont point dangereuses.

De ce qu'en effet elles ont été trop souvent jusqu'ici mises à exécution avec inintelligence, avec désordre, avec brutalité, il ne s'ensuit nullement qu'il en doive être toujours ainsi à l'avenir. La science et la bonne administration n'ont point encore dit leur dernier mot à leur égard, et rien ne prouve qu'elles ne trouveront pas les moyens d'en écarter, en grande partie au moins, les vices qu'on leur a reprochés. — Les petits lazarets, par exemple, installés sous la tente, dans des lieux très-aérés, là où le climat et la saison le permettent, paraissent répondre aux principales exigences de la question.

II. Il ne semble pas nécessaire que les quarantaines, pourvu qu'elles soient bien faites, soient de longue durée.

Les faits relevés dans le courant de cette notice paraissent établir en effet que, dans les circonstances au moins où ils se sont passés, dix jours au plus de quarantaine suffisent pour dégager de toute action infectante les personnes venant d'un foyer cholérique. — Toutefois, l'expérimentation n'a pas eu lieu sur une échelle assez étendue pour résoudre cette question, dont l'étude devra être continuée dans des conditions variées.

III. Les mesures d'isolement et de dissémination recommandées par les principes contagionnistes doivent se combiner avec toutes les mesures hygiéniques de nature à en assurer l'efficacité, en rendant moins dangereuses les transgressions dont elles sont passibles.

Ces mesures hygiéniques peuvent se résumer en deux mots : *aération*, *propreté;* et il n'y a rien de plus en harmonie avec les hypothèses de la doctrine contagionniste, que les précautions d'où résultent : la propreté, qui a pour but et pour effet d'éloigner et de détruire les matières cholérigènes, et l'aération, qui dissipe les émanations qui s'en dégagent. — Et de leur côté, l'isolement et la dissémination ont pour conséquence, précisément, de rendre la propreté et l'aération plus faciles et en même temps plus efficaces.

5

La doctrine de la contagion a donc, plus encore que la doctrine opposée, et si elle veut être fidèle à elle-même, besoin de la pratique rigoureuse des prescriptions hygiéniques.

IV. A ces conditions, et pourvu qu'elles restreignent notablement les communications dangereuses, et lors même qu'elles n'arriveraient pas à réaliser un isolement parfait, les mesures du genre de celles qui ont été prises à Batna peuvent acquérir une efficacité, sinon absolue, au moins très-appréciable, et en limitant la propagation des épidémies cholériques, rendre des services signalés aux populations.

V. Malgré les difficultés très-réelles de leur application, elles ne sont donc point, toujours et partout, absolument impraticables, et elles peuvent recevoir, sans cesser d'être utiles, les tempéraments exigés par les circonstances et réglés par la prudence et par l'humanité.

En preuve des précautions de détail qui étaient prises pour assurer la meilleure exécution des mesures sanitaires, nous donnons la lettre suivante :

PIÈCE ANNEXE N° I.

Lettre adressée aux Européens concessionnaires d'usines dans le Bellezma, par M. le commandant supérieur de la subdivision, au sujet des précautions à prendre contre le choléra.

Batna, le 4 août 1867.

« Plusieurs cas de choléra s'étant déjà manifestés dans les fractions des Halimia et des Ouled-sidi-Abderrhaman, de la tribu des Ouled-bou-Aoun, les Européens et les indigènes du Bellezma devront cesser toutes relations, à partir de ce jour et jusqu'à nouvel ordre, avec Batna.

« Des postes indigènes ont été établis sur le plateau du Chellala, au *Ravin bleu* et au débouché de toutes les gorges qui conduisent des Ouled-bou-Aoun dans la plaine de Batna, pour l'exécution de cette mesure.

« Afin d'assurer les approvisionnements de votre établissement, des mulets seront placés en permanence aux postes du Chellala et du Ravin bleu pour relever ceux que vous dirigeriez sur Batna, pour votre ravitaillement ou pour vous apporter toutes les denrées que vous pourriez avoir à demander à cette localité.

« Ces denrées seront apportées par ces mulets jusqu'au poste du plateau du Chellala, où elles devront être enlevées par vos soins.

« Tout Européen qui voudrait quitter le Bellezma pendant l'épidémie pour se fixer à Batna, ou pour y faire un séjour momentané, devra se rendre à Oum-el-Asnam pour y subir une quarantaine de huit jours. Quelques tentes seront établies sur ce point pour les recevoir. Il en sera de même des individus qui conduiraient vos charrettes sur Batna ou Constantine (1).

« Dans les circonstances actuelles, il convient que vous cherchiez à vous isoler le plus possible, dans votre établissement et vos chantiers, des indigènes, afin de soustraire vos ouvriers aux influences de l'épidémie dont ils sont atteints.

(1) Il n'y a pas eu lieu d'exécuter ces dispositions.

« Je donne à cet effet des ordres, afin que les postes de garde qui vous avaient été donnés au mois de mai dernier soient retirés.

« Les raisons qui avaient nécessité un moment l'installation de ces postes n'existent du reste plus aujourd'hui, et ils ont cessé d'être nécessaires pour garantir la sécurité de vos chantiers.

« Je prescris en outre que l'on fasse éloigner de votre établissement les douars qui peuvent en être actuellement trop rapprochés.

« Vous devrez, de votre côté, vous employer à empêcher toutes relations de vos ouvriers Européens ou indigènes) avec les indigènes du dehors, et interdire d'une manière formelle, à ces derniers, l'accès de votre établissement. Demandez à cet effet, si vous le jugez nécessaire, au caïd de la tribu, l'installation de quelques postes formant un cordon sanitaire, à une certaine distance, autour de votre usine.

« Il a des ordres pour se rendre à votre demande (1).

« Quelque pénible que doive être pour vous et pour vos gens l'exécution de ces diverses prescriptions, vous comprendrez qu'elles sont commandées dans les circonstances actuelles par des exigences de salut public, devant lesquelles doivent s'effacer toutes les questions d'intérêt ou de convenance personnelle.

« J'espère aussi qu'appréciant les raisons impérieuses qui me les ont dictées, vous emploierez votre influence sur vos ouvriers pour obtenir qu'elles soient ponctuellement exécutées.

« Je compte à ce sujet d'une manière complète sur votre concours.

« Je vous adresse ci-joint une instruction, établie par M. le médecin en chef de l'hôpital militaire de Batna, sur les précautions hygiéniques à prendre pour prévenir l'invasion du mal.

« Cette instruction renferme, en outre, quelques indications sur la médication à suivre dans les cas de maladie et les prescriptions à observer en cas de mort.

« Je vous prie de m'annoncer réception de la présente dépêche.

« Le caïd des Ouled-bou-Aoun reçoit des ordres pour transmettre à Batna toutes les lettres que vous pourriez avoir à m'adresser pendant le cours de l'épidémie, ainsi que vos lettres particulières. Ces lettres seront remises par les cavaliers du caïd aux postes du cordon sanitaire, qui les feront parvenir à Batna.

« ARNAUDEAU. »

(1) Ces dispositions ont été exécutées en effet.

Pour faire apprécier à toute sa valeur le degré d'immunité dont ont joui les populations musulmanes du territoire civil de Batna, nous produisons le tableau comparatif suivant, dont la plupart des éléments sont empruntés à l'*Annuaire de l'Algérie* et au numéro du 25 janvier 1858 de la *Gazette médicale de l'Algérie*, et se rapportent exclusivement, sauf pour Constantine, aux populations musulmanes des divers territoires civils, où elles participent dans la même mesure qu'à Batna aux conditions où vivent les Européens. — Le chiffre des décès pour Constantine a été pris sur le rapport de M. le docteur Reboulleau.

PIÈCE ANNEXE N° II.

STATISTIQUE

des décès cholériques musulmans dans les territoires civils de l'Algérie (1867).

LOCALITÉS.	POPULATION	DÉCÈS.	PROPORTIONS.	OBSERVATIONS.
Algérie entière. . . .	199.571	6.521	3,26 %	
Prov. d'Alger.. . . .	91.844	4.500	4,90 %	
— de Constantine.	55.686	1.503	2,70 %	
— d'Oran (1) . . .	52.041	518	1,0 %	(1) Il convient de se rappeler que l'épidémie n'a commencé dans cette province que vers le mois de septembre, ce qui explique le chiffre relativement faible des décès.
Ville de Constantine.	(2) 25.131	(2) 335	(2) 1,33 %	(2) Israélites compris.
— de Setif.. . . .	6.132	116	1,89 %	
Territoire civil (3) de Baina (cord. sanit.).	1.718	6	0,35 %	(3) Pour faciliter la comparaison, on voit qu'ici nous tenons compte uniquement du lieu où les décès se sont produits, sans avoir égard à la provenance des individus qui ont succombé.

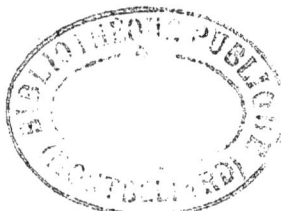

Paris. — A. PARENT, Imprimeur de la Faculté de Médecine, r. Mr-le-Prince, 31.

CARTE

indicative du territoire préservé du CHOLÉRA en 1867 par les cordons sanitaires établis autour de BATNA (*Algérie*)

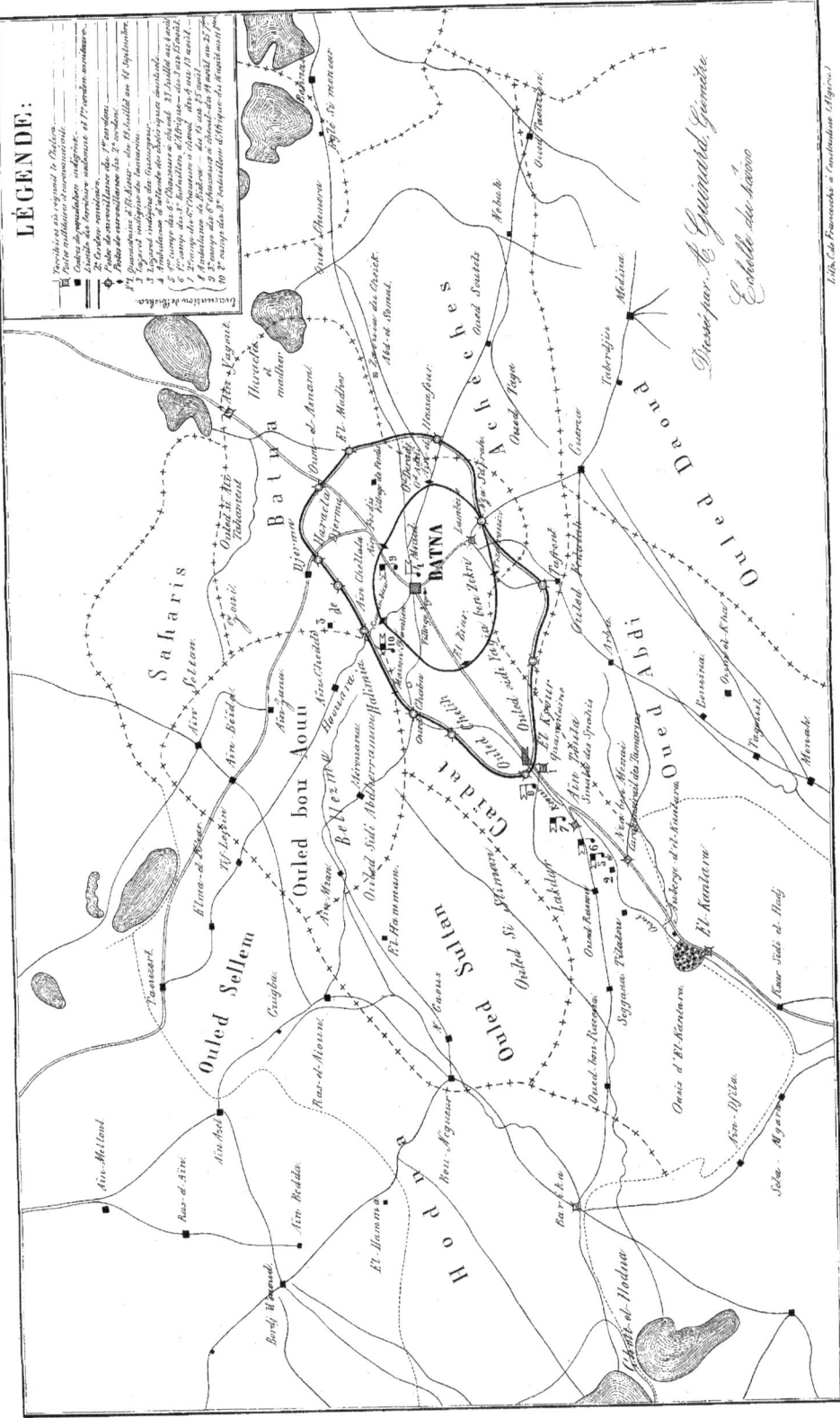

Dressé par A. Guinard, Géomètre

Échelle du $\frac{1}{200000}$

Lith. Cte. Fraccachi à Coustantine (Algérie)